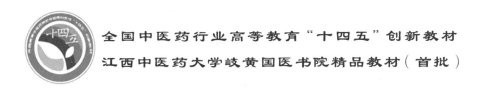

全国中医药行业高等教育"十四五"创新教材

江西中医药大学岐黄国医书院精品教材（首批）

实用辨证论治程式通论

（第2版）

（供中医专业硕士研究生、博士研究生、高级进修生用）

主　编　刘英锋　黄利兴

U0129968

全国百佳图书出版单位

中国中医药出版社

·北 京·

图书在版编目（CIP）数据

实用辨证论治程式通论 / 刘英锋，黄利兴主编 . —2 版 . —北京：中国中医药出版社，2023.12

全国中医药行业高等教育"十四五"创新教材

ISBN 978 - 7 - 5132 - 8519 - 3

Ⅰ . ①实…　Ⅱ . ①刘…②黄…　Ⅲ . ①辨证论治—高等学校—教材

Ⅳ . ① R241

中国国家版本馆 CIP 数据核字（2023）第 207593 号

中国中医药出版社出版

北京经济技术开发区科创十三街 31 号院二区 8 号楼

邮政编码　100176

传真　010 - 64405721

山东临沂新华印刷物流集团有限责任公司印刷

各地新华书店经销

开本 787 × 1092　1/16　印张 11.25　字数 256 千字

2023 年 12 月第 2 版　2023 年 12 月第 1 次印刷

书号　ISBN 978 - 7 - 5132 - 8519 - 3

定价　50.00 元

网址　www.cptcm.com

服 务 热 线　010-64405510

购 书 热 线　010-89535836

维 权 打 假　010-64405753

微信服务号　zgzyycbs

微商城网址　https://kdt.im/LIdUGr

官 方 微 博　http://e.weibo.com/cptcm

天猫旗舰店网址　https://zgzyycbs.tmall.com

如有印装质量问题请与本社出版部联系（010 - 64405510）

全国中医药行业高等教育"十四五"创新教材
江西中医药大学岐黄国医书院精品教材（首批）

《实用辨证论治程式通论（第2版）》编委会名单

主　编　刘英锋　黄利兴

副主编　黄　波　李　富　贾冬冬

编　委　龙琼萍　王伶改　苏搏超　李　健
　　　　钱昭部　李富贵　丁　明　吕雅景
　　　　陈　臻　卢雪莲　万　松

前　言

一般而言，中医学与西医学比较，其整体恒动、辨证论治，是为最突出的两大学术特点。前者集中反映在以《黄帝内经》为代表的中医基础理论部分，后者集中反映在以《伤寒杂病论》为代表的临床基础部分。

时至当代，在中医药高等教育中，中医学的规范课程体系衍化出了"四大经典课程"，即内经学、伤寒学、金匮学和温病学，业已成为最具中医特色的核心课程。然而，随着中医药院校课程改革的推动，此四门课程的教学时数及教学力度却一度在消减，导致大多数学生中医素质不同程度的下降。因而，重归经典，提升素质，又成了现今中医教育改革的热门话题。但如何提高对中医经典的学习效果似乎不仅仅是通过增加教学时数就能根本解决的，而优化实质内容、改进教学方法乃是不可回避的重点问题。

剖析现行的四大经典可以发现，除内经学因与中医基础理论关联密切而被纳入基础医学学科的范畴外，其余的伤寒学、金匮学和温病学，则已合并构成了中医学所特有的另一种学科门类——中医临床基础学（西医学只分基础医学与临床医学两大块）。它提示我们：在中医学中，有一块基于基础与临床之间特有的学术领域，其涵盖了中医经典的主体部分。那么，这个主体部分的学术核心是什么呢？它如何能将三类不同的课程贯通一体？如何堪当中医"临床基础"的称谓呢？我们在长期教育与实践的基础上认为，这个学术核心就是经典的辨证论治学体系！因为无论是伤寒学、金匮学还是温病学，虽然在具体内容上讨论的疾病种类、诊治方法、方证知识各有侧重，但其所要展示的精神实质、核心技能都是同一个指向，即辨证论治的基本原则和核心框架，不同的是证治内容与辨证方法的相互补充，相互融合，共同构建中医经典的辨证论治体系，并由此成为中医临床各科发挥辨证论治特色与优势的共同基础。也就是说，中医临床的共同基础是辨证论治方法，中医理论与临床关联的基础也是辨证论治方法，中医临床基础学就是中医理论与临床紧密结合的统一体！

正是在这一理念的引导下，江西中医药大学在中医临床基础学科建设与研究生教学改革中，充分借鉴江西省已故中医名家姚荷生、万友生先生的统一中医辨证诊断、沟通寒温内外辨证方法的思想，提出了融合伤寒、金匮和温病三大学说，构建经典辨证论治学体系的学术发展目标，并在研究生教学改革与实践中予以贯彻实施。历经近十年的打磨，先后探索性地开设了经典辨证论治程式通论、经典病证分类学纲要、经典症状鉴别诊断学和经典临证思维案例实训学等系列课程。总体上把三大经典课程的实质内容，按照辨证论治的基本程序、证治分类的整体框架、辨证诊断的鉴别方法和以经典方证案例为素材的综合运用，进行了学术结构上的系统整合。师生普遍反映，这些课程中医特色突出，理论联系实际，具有整体提升辨证论治眼界与思路的作用，收到了学术创新发展与教学创新改革互为促进的效果。目前，这些课程已列为江西中医药大学精品课程。

为使这些教学改革成果能够予以推广，惠及更多中医学子，江西中医药大学岐黄国医书院与中国中医药出版社签约合作，将陆续出版与这些课程配套的系列教材。首批出版的教材分别为《实用辨证论治程式通论》《经典临证思维案例实训》《中医四诊技能实训》三部。其中，《实用辨证论治程式通论》是经典辨证论治程式通论课程的试用教材，由刘英锋教授组织编写;《经典临证思维案例实训》是经典临证思维案例实训课程的试用教材，由陈宝国教授组织编写；基于四诊技能是进入辨证论治过程的必备功夫，《中医四诊技能实训》作为进入辨证论治系列教学前期的必补课程，也特别纳入系列教材出版之中。有关经典病证分类学纲要、经典症状鉴别诊断学两门课程的配套教材，我们尚在整理改进中，希望能在不久的将来陆续出版，以飨读者。

本系列教材作为江西中医药大学基于经典辨证论治学学术创新的全新内容，编写之中充满探索与尝试，加上时间有限，不足之处恐为难免，敬请广大读者和业内同仁在阅读和使用过程中发现问题，及时提出宝贵意见与建议，以便我们能够不断修改，加以完善。

江西中医药大学岐黄国医书院精品教材（首批）编委会

2018 年 6 月 30 日

编写说明

多数学习中医者在完成中医系统课程学习，甚至临床工作多年之后，仍有一种面对实际病例，感到中医诊治疾病无从下手、诊断结论恍惚依稀的现象，尤其在辨证论治方面，更觉得随意无定。其中的一个重要原因就是：在通常的中医教学环节中，教学内容相互分割，特别是生理病理、四诊病象、辨证纲领与治法方药之间等基本知识不能贯通一气，缺乏一种直接面对实际病症、指导诊断结论的基本方法，即如何综合运用四诊与辨证知识进行鉴别诊断的逻辑规则——这就是中医辨证论治方法。如果说中医基础、中医诊断、中医方剂、中医中药是中医的四大基础知识，而辨证论治方法正是中医基础知识与临床各科技能相互对接的关键桥梁，因此，要彻底完成从基础理论向临床各科的过渡、顺利到达实践的彼岸，极有必要补好"辨证论治学"这一课。

"辨证论治学"在以往的《中医诊断学》或《中医内科学》中虽然也有所牵涉，甚至还有诸如《中医症状鉴别诊断学》《中医证候鉴别诊断学》等专著问世，但大多是对中医症状与证候类型的收集与整理，或只针对具体病种的相关比较，并未能充分反映和展示中医丰富多彩的鉴别诊断方法与技巧，倒是在中医经典《伤寒论》《金匮要略》《温病条辨》及相关的后世著作中，更多地闪烁着"辨证论治"的思想火花、蕴含着"辨证论治"的思维法则，但又未得到深入的发掘与全面的总结。因此，时至今日，亟须一本能够系统反映中医辨证论治方法与思路的专业书籍，以填补中医教育，尤其是高层次的教学在这一环节上的空白。

笔者在江西中医学院（现江西中医药大学）跟师读研之后，深感姚荷生老先生在中医辨证论治方法上具有甚为系统的辨证思路与规范的操作过程，堪称中医之"正法眼"，便于1995年专门申报获批省卫生厅中医药科研课题"姚荷生中医诊疗规矩与特色的系统研究"，并在姚荷生老先生的热心指导下，开始了以伤寒学、金匮学、温病学三大经典辨证理论为思想依托，以姚荷生老先生学术经验为实例样板的经典辨证论治学专项研究，经过20多年的潜心积累，在传统辨证论治的整体框架与实操程序方面取得初步成果，在此基础上，结合研究生中医诊断学学科课程和中医临床基础课程的教学经验，编著了这本《实用辨证论治程式通论》，以期作为中医专业者在具有一定知识基础和临床经历之后，进一步系统研修中医经典辨证论治方法的辅修资料和提高教材。

本课程的主要任务，是要使学生在已基本掌握中医四诊方法和辨证八种纲领的基础上，进一步系统学习中医疾病诊断观、中医辨证诊断目标、病证分类框架和相关的鉴别诊断方法，明确辨证论治过程的操作程序，从而学会如何以实际疾病症象为对象，理顺中医临床诊断治疗的基本思路，提高中医辨证论治实操的准确性，减少诊治的随意性和误诊率，为中医其他课程的学习及今后科研设计与临床工作打下辨证论治的坚实功夫。

本教材主要作为中医专业硕士、博士研究生的中医临床基础性教材，也可供中医高级进修生选修或自学之用。根据培养实用型和综合型人才的需要，本教材贯彻知识传授与技能培养并重的方针，注重课堂教学与实践应用的结合，教学内容在力求知识结构的整体化联系的同时，在专业技能方面强调精深，在相关知识方面注重广博。

本教材撰写分工如下：第一、二、三章，由刘英锋、黄波执笔；第四章，由黄利兴、王伶改执笔；第五章，由李富、龙琼萍、苏搏超执笔；第六章，由李富执笔。另外，李健、钱昭部、李富贵参与了第三章第一节部分内容的修改，丁明、吕雅景、陈臻、卢雪莲参与了第六章有关案例素材的收集整理，贾冬冬、万松承担了全书的排版与校稿。

本教材为全国中医药行业高等教育"十四五"创新教材之一，是在贯彻落实党的二十大报告中提出的"深化教育领域综合改革，加强教材建设和管理""强化现代化建设人才支撑"等新部署新要求的基础上，对全国中医药行业高等教育"十三五"创新教材《实用辨证论治程式通论》的内容进行调整、修正、充实而成，在保持上版特色的基础上，做了进一步的校订和完善。

本教材的撰写也得到姚梅龄先生、姚芷龄女士在提供有关资料与学术借鉴等方面的大力支持，在此一并表示感谢！

刘英锋

2023 年 9 月

目　录

第一章　辨证论治原理

中医临床医疗活动，为什么要突出辨证论治？辨证论治为什么会有优势？这是我们学习、运用、研究中医辨证论治学体系首先应该认识并回答的问题。

通常认为中医学有两大特色，一是整体观念，二是辨证论治，前者是其医学哲学的特点，后者是其医疗实践的特点。其哲学特点导致其对疾病的认识具有独到的观念，进而发现其诊治疾病的独到经验——辨证论治！因此，认识辨证论治的原理要从中医认识疾病的特有观念入手。

无论中医西医，诊断的目的都是为了达到对临床实际的疾病现象做出较为接近本质的判别（注意：疾病诊断与疾病研究有所不同，前者是对已知疾病的归属判断，而后者是对未知疾病的本质探索）。

所以诊断所追求的实际内容取决于对疾病本质的理解，也就是说：要诊断疾病，就需要明确诊断的实质性目标，而要明确这个目标，又需要从理顺疾病观念着手。

因为中西医有不同的疾病观，进而产生不同的病理认识，因而形成了不同的诊断模式，所以它们追求不同的诊断目标，因而得出的诊断结论也不尽相同。

第一节　中医学特色观念

一、中医的疾病观

（一）平病界说

1. 人禀天地之气质而生　中医学认为，人与自然界紧密相关，禀天地之气以生以成。正如《素问》所说，"人禀天地之气生，四时之法成"，"天食人以五气，地食人以五味（质）"。人的有形之体禀地之五行而成，人的无形之气则禀天之六气以生，且人的整体生命过程均与环境相互作用，紧密影响。故中国传统文化就有"人身为一小天地""天人相应，息息相通"的说法。

从生活实际来看，人与自然有着千丝万缕、各式多维的联系。日常经验告诉我们，好天气总能带来好心情，而阴雨天总是令人心情更低落。如人体存在的生物钟现象，这都是人类在进化过程中顺应自然的表现，是人与自然紧密联系的表现。再如病理上，气候的异常往往易导致疾病的产生，如《金匮要略》明确提出气候时令不和易产生疾病，这与现代认识完全一致，现代医学认为异常气候与流行病密切相关。例如，天气骤冷后，人感受寒冷之气而感冒；风湿关节炎患者下雨天明显加重；有些哮喘患者病情发作与季节呈明显相关性。

2. 生命的活动——生者为其常，病者为其变　即无论平人还是患者，都是人禀自然气质的生命活动现象，是原理一脉相通的不同状态。如机体处于生命活动之常态，即是生态平人；相反，机体处于生命活动之变态，即机体结构或功能偏颇失度，则成为病态患者。而人在生命活动过程中，影响生命活动的任何具体因素的太过与不及皆可导致机体失去平衡而成为致病原因。所以影响机体内外环境因素的相互作用，若适度则成和合生机，即人体生命活动的常态；偏颇则成生机失和，即人体生命活动的变态（病态）。

3. 健康——"平"　根据以上理念，中医学认为，所谓健康，就是机体的生命（身心）活动循其常态者。具体而言，健康的常态标准也有高低之分，而且随着社会的进步而提高。在生活条件比较差的年代，一般认为吃喝拉撒、寤寐动静起居如常即是健康，随着人们对生活质量要求的提高，健康的含义也相应在原来基础上，兼有精神乐观、心理正常等内容。健康的内在保证就是机体能较好地适应外界环境变化，维持体内动态平衡。

4. 疾病——"病"　根据中医生理病理一理贯之的原则，生理的异常即是疾病，具体来说，指机体失其健康状态，机体的生命（身心）活动偏离常态，产生变态者——它是机体发生不健康现象的总称。其中一般轻者为疾（小疾），重者为病（大病）。故《说文解字》曰："疾，病也。""病，疾加也。"但临床两者常互用，混称。

同样，疾病（变态）的标准，时代不同，也有高低之分。如在生活条件较差的时代，只有明显影响到机体的功能，出现饮食、二便、体力、睡眠等明显失调症状者才属于疾病；随着人们生活水平的提高、对健康要求的提高，疾病的范围也有扩大，如心理情志的失常或某些潜在的病症也归之于内。

中医学一般在临床诊断疾病，要求有病症（痛苦），有病色，有病脉，或兼而有之。

5. 病象与病理　按照中医学的理论，人体生命活动偏离常态后，必有外在表现，即"病象"，具体包括症状、体征、排出物，甚至疾病的病程也属于疾病现象。由于历史原因，中医获得疾病现象，主要通过望、闻、问、切四诊，通过细心诊察来获得。疾病的现象是由疾病的内在本质所决定的，是机体内在的病理变化而表现于外。中医临床根据疾病的外在表现，推测其内在的本质，所得结论即为"病理"，这个过程通过思辨所获得。

（二）发病原理

1. 疾病发生构成原理（疾病形成原理）　中医学认为，人的平、病、生、死是一理贯通的，人从生态的平人转变成病态的患者，主要由以下要素所决定，即任何疾病的产生，总是一定的病因（包括六淫、七情、痰、瘀、水、郁、饮、食、劳、逸、虫、毒、外伤等）特性干扰机体某部（包括脏腑、经络、体窍等）的生理功能（包括卫、气、营、血、津、液、精、神等），以致影响整体阴阳协调，产生寒热、表里（上下）、虚实各有偏差的异常转变（包括运动性质、活动状态、时空关系等），也即任何疾病的形成都是由病因作用病位产生病机的结果，即疾病构成的三要素原理。

2. 疾病动态衍化原理（疾病变化原理）　疾病态一旦形成之后，其发展、变化、转归又主要由正邪力量的斗争结果所决定。即病理状态形成后，就会引起正邪力量的斗争，病邪会引起机体抗病因素（正气）奋起反抗，与致病因素（邪气）不断斗争，连续变化，使疾病形成一定的过程；而正邪的力量对比及斗争胜负，决定着疾病的轻重缓急与进退胜败，使疾病构成一个整体化的发展趋势。疾病一切的本质变化，都会或隐或显地表现出来；而不同的本质变化，会产生不同的表现特征和演变特点。因此疾病呈现出的一个个不断变化的动态片段，连成有起止涨落的病理过程，所以疾病本质也会呈现出起始、发展、转化、终结的阶段性变更。

3. 疾病系统复合原理（疾病复杂原理）　人在复合因素作用的条件下生存，其病理状态会受到怎样的影响？

即整个病态的呈现是一个处于内外环境正负因素复合作用下的综合效应，其状态在内外环境众多因素的交织作用下左右上下前后地摆动着，随干预因素的不同，病理矛盾的主次地位发生变更——病态出现因人、因时、因地、因事不同，而发生差异性分化。病理本质呈现整体化的阶段性、个体性差异变化，疾病会在整体上呈现同中有异、异中有同的多样型病理改变。

总之，疾病是一个在有害因素始动下，机体内外多因素相互作用中，产生多环节、连锁式反应，不断变化的病理过程。

（三）疾病范畴

疾病要素归纳起来，可分为病理与病象两大方面。病理为疾病的内在本质，病象为疾病的外在表现。

1. 病象是疾病的病态现象　临床主要为以下三大方面：一为病状（症状、体征、排出物，有病症、病色、病脉等），为疾病表现的空间特征；二为病程（现在史、既往史，有起止、远近、先后等），为疾病表现的时间特征；三为患者的基本情况（一般情况，性别、年龄、职业、婚育、居地、嗜好等），为疾病发生的背景特点。

2. 病理为疾病的病理本质　临床主要包括病因、病位、病机、病势四大要素。疾病的产生，总是病因作用病所而产生病机，形成病势，而表现为疾病，形成系统性、复合化反应，呈现不断变化的异常过程。如《伤寒论》第3条"太阳病，或已发热，或未发热，必恶寒，体痛，呕逆，脉阴阳俱紧者，名为伤寒"，这个"伤寒"的病因为风寒，病位在太阳之表，病机有风寒闭表、营卫不利，病势则根据患者的体质状况而有不同的转归，且症状上也有"或已发热""或未发热"的一个症状发生发展演变过程。

二、中医的诊断观

（一）疾病诊断的名义

追求对疾病本质的确认，即通过疾病现象，判定疾病本质的活动。其中，最基本、最核心的问题是要明确病因、病位（所）、病机、病势这些病理要素。对这些病理要素所包含的实质内容的理解是否准确与全面，将直接影响对诊断价值的大小，进而影响治疗水平的高低。

1. 疾病诊断的含义

（1）本义：疾病诊断，即根据病情资料（疾病表现），通过理性思维（分析、综合），判断其所属的疾病类别（本质分类）。无论中医、西医都是如此。

（2）类型：中医的诊断类型有两种，即对疾病的本质分类，有病种与病证的不同。其中病种诊断也称病名诊断或辨病，通过辨病，得以了解疾病全程全貌的基本特点；病证诊断也称证名诊断或辨证，通过辨证，得以了解疾病在某一阶段（当前阶段）的主要矛盾，可以直接指导立法选方。

2. 疾病诊断的意义（基本作用）

（1）决定疾病的治疗：疾病的治疗，必须根据诊断的结果（病因、病所、病机）来确立、选择治则与治法。因为治疗的目的就是消除、扭转病理变态，使之恢复生理常态的作用过程；而诊断正是探明疾病病理类别的认知过程。因此，只有根据正确的诊断，才能确定有针对性的治则治法，进而准确地选方用药，达到有的放矢的治疗效果。

附：对于治疗决策的实际选择，有三大影响因素：

* 疾病本质的确认——诊断依据——决定方向，正确与错误。

* 治疗手段的发展——治疗水平——决定程度，优劣与快慢。

* 生活条件的支持——接受能力——决定实现，可行与否。

例如：感冒发热的退热，若按细菌感染治疗，误以抗生素，则退热越快就越糟（参见案例二：感冒后遗症——患者2个月前出现感冒发低热、恶寒、鼻塞、咽痛，无咳嗽，西医输液治疗后，发热很快退下来了，但患者遗留四肢无力、酸、沉重感、前额痛、头晕等）；若使用丸、散、膏、丹、汤、针、刮等不同手段，则疗效有优劣、快慢之不同；若根据生活需要（而非病情需要），追求简便、快捷、廉价，喜用成药、片剂，不愿服汤、作散，造成治疗不切、不彻、失误。

（2）预测病情动向（病势、病征、病程）：因为本质决定现象，病理决定病象，而诊断提示病理本质，所以从诊断结论可以推测病情的变化趋势与进退转归等一般动向。

例如：头痛，必须结合诊断结果才能做出以下评估：

* 是生理性的一过疲劳反应，还是病理性的异常改变？

* 是小疾还是大病？

* 小病能否自愈，还是必须给予治疗？

* 大病危重与否？凶吉与否（良性恶性）？可治？难治？不治？

* 当前病情是否还会加剧或减轻（进退）？今后转归如何？

参见案例三：头痛——患者右侧头痛反复发作3年余，近半年来有加重趋势，部位偏右侧太阳穴，呈阵发性跳痛，疼痛时不欲言语，且影响睡眠。患者头痛如此剧烈，且有高血压病史，此时当怀疑患者此次头痛加剧是否与高血压引起的脑病相关，但患者无头晕，且头痛病史由来已久，如果是高血压引起的脑病当属急症，且追问之下，患者近半月右肩酸痛明显，与天气变化有关，由此大致可以确定患者此次头痛加剧与风湿引动体内宿疾有关。

总之，疾病诊断是医者行医的第一要义，所以江西名医喻嘉言提出著名的"先议病，后议药"的主张。

讨论：

（1）过去一度认为中医"没有诊断"，是"对症治疗"的误解。

（2）"向症发药"的唯物史现象及其流弊分析。

（3）疾病总体的进退转归，取决于病理四大要素的综合状况。

3. 疾病诊断的依据　疾病诊断是一个将疾病的实际病例进行理念归类的思维过程，因此，诊断的结论是实际现象与理论观念匹配耦合的产物，所以，诊断结论的形成必须有以下两方面的依据。

（1）临床表现的信息依据：具体包括自觉症状、他觉体征、排泄物、病史过程、治疗反应、一般情况等。对此，中西医大同小异，不过各有侧重而已。

附：信息类型——症象对病理本质的反映关系类型，另详鉴别诊断部分。

（2）疾病分类的理念依据：疾病分类观念是直接指导诊断的理论思维框架，有什么样的疾病分类，就引导什么样的诊断结论（归属）。中西医则大有不同。

如：中西医的诊断分类差异，以高热、咳喘、咳黄痰、口渴患者为例。

西医立足于形态观念，认为：

病因——病原体分类——细菌、肺炎双球菌
病位——形态结构分类——肺脏、肺大叶病灶　｝从而得出结论：大叶性肺炎
病理——形态病理分类——感染性炎症

中医立足于气化观念，认为：

病因——病源性分类——气候：风温热气（阳邪）
病所——机能结构分类——手太阴经、肺脏气分（里）　｝从而得出：风温犯肺，气分热实
病机——气化病机分类——邪正俱实斗争，阳热亢盛（实热）

可见，中西医诊断最大的差异是因对疾病本质的观念差别，产生的疾病分类体系的不同，导致中医与西医诊断治疗完全是两条道路，小同而大异。

4. 疾病诊断的特点　有什么样的疾病分类框架，就有什么样的诊断思路和结论，中医之所以有辨证与辨病两种诊断，归根到底是因为中医在长期的临床实践中，根据主客观的实践需要，逐渐分化出两种疾病分类的观念和体系，即对疾病既有病种分类，又有病证分类。不过由于中医医疗实践的特殊性，就形成了精详于证、粗略于病的分类特点。究其原因，既有主观的，亦有客观的。

（1）社会历史条件：由于历史条件，中医对疾病总体上缺乏系统全面的全程与全貌的观察、记录和统计总结，对病种的认识与划分，除少数病变外，大多数都不够成熟，甚至是混乱的。为了弥补此不足，则在另一方面，对疾病即时阶段的证候观察特别细致、深入，因而在辨证方面积累了丰富的经验和比较成熟的方法，显示了异病同治的特色。

（2）疾病本质特点（气化观）："天生万物，莫贵于人"，人是天地间最富生机、生命活动最复杂的生物。人身疾病作为生命活动的变态方面，变化也是丰富多彩的。因此，从辩证唯物的观点来看，人体疾病是一个多因素、多变量相互作用下，病理状态不断变化的运动过程。即从原则上说，没有绝对不变的病因，亦没有固定不移的病所，更没有"一劳永逸"的病机（病机的特点正是善变），因此，"同一病种"只是言其有大致一致的基本特点，而其实际、具体的病理本质，尤其是整体、综合状态中的主要矛盾，会随着时空条件的不同而发生相应的改变，因此会呈现出很强的阶段性和个体差异性。《伤寒论》中伤寒病的演变过程足以说明病因具有变化性、病位具有变化性、病机亦具有变化性。

因此，根据病种是不能一劳永逸地指导治疗的，而必须根据具体情况具体分析，才能指导治疗，有的放矢。换一句话说：病种不是疾病本质分类的最小单位和基本单元，故不能具体、准确地指导治疗决策。如痢疾，总体而言是湿滞肠间为主，但具体说来，病因仍可能有夹热、夹寒、夹风、夹食之不同，甚或兼而有之者，更需要判断孰轻孰重；病所有可以及脾、胃、肝、肾，也要判断孰多孰少；病机可兼及气分、血分、郁滞、交结，要分清轻重缓急。因此只有落实到辨证，才能准确指导治疗。

（3）医疗现实的需要：随着社会条件、自然环境的变更，人类疾病谱也在逐渐地发生变化。随着一些病种的消失，另一些新的病种再出现。对新出现的病种，或尚未明确的病变，还无法辨病论治之际，却可以根据中医辨证求因、求所、求机的方法，进行诊治，显示了辨证论治具有普遍作用的优势。

（二）疾病的病证症关系

1. 古今源流

（1）东汉以前（周、秦、两汉）：文献中只有"病""证"，没有"症"字。

"病"：有两用，有时作"疾病"的大概念，有时又作"病种"的小概念。如《素问·病能论》："有病颈痈者……此同名异等者也……此所谓同病异治也。"前一个"病"字指患病之泛称，后一个"病"字指同一种病之特指。又如《素问·平人气象论》："平人者，不病也，常以不病调病人，医不病，故为病人平息以调之为法。"此皆指有病、无病、平病之泛指。

"证"：当"证状"用，即证者，证据也。古无"症"，故以证表示疾病的表现依据。如《素问·至真要大论》"病有远近，证有中外"；《难经·十六难》"是其病，有内外证"；《伤寒杂病论》"辨××病脉证并治""观其脉证，随证治之""外证未解""太阳病桂枝证""柴胡汤证俱""柴胡证仍在者""伤寒中风，有柴胡证，但见一证便是，不必悉具""结胸证悉具，烦躁者亦死"。

（2）隋唐以后（至明清）：出现"症"字，但"症"与"证"通假而用，以症代证，证向病理分类症候群过渡。如隋唐的《诸病源候论》既有病候，又有证候，还有症候之分。"或一经受病，未即相传，致使停滞累日，病症不改者，故当察其证候而治之。"明代李梴《医学入门》、陈自明《外科正宗》、绮石《理虚元鉴》、秦景明《症因脉治》，皆用"症"代"证"。清代陈士铎《辨证录》"痹证""痿症"混用。故近世《辞源》《中华大字典》《辞海》皆指出："症"是"证"的俗字或通"证"字，即"症"作为疾病的外在证据、表现——症状、症候（秦伯未《中医临证备要》即继承其观念，认为"证""症"原是一个字与意义）。明清伤寒注家提出

"分经审证""按法类证""以方类证"。明代周之于《慎斋遗书》提出"辨证施治"。明代孙一奎《赤水玄珠》："是书专以明证为主，盖医难于认证，不难于用药。凡证不拘大小轻重，俱有寒热虚实表里气血八个字，苟能于此八字认得真切，岂必无古方可循。"清代林珮琴《类证治裁》《证治汇补》与章虚谷《医门棒喝》提出"辨证论治"，皆开始把"证"向病理分类之症候群概念过渡、引申。

　　总之，大凡政府主编纂的书籍和医官、仕途出身的医家之著作，多慎而不用"症"，如《古今图书集成医部全录》《医宗金鉴》和明代王肯堂的《证治准绳》、张介宾的《景岳全书》、清代喻昌的《医门法律》等。官修《康熙字典》也未收录"症"字。总之，病、证、症的用法，历代都欠规范，特别是"症"字的出现，又与"证"字通用，造成有关医学术语的混淆不清，如：症状——证状，症候——证候，证名——病名、症名等。

　　（3）中华人民共和国成立以来：随着中医学术群体与规范教育的发展，尤其是对中医辨证论治理论的深入研究，使"病""症""证"字义越趋分化，有关概念的内涵也逐步走向规范化。

　　1）普及的教科书：1964年第2版、1984年第5版《中医诊断学》：证状——证状群及病理分类（阶段性）。

　　"辨证的'证'字，它所代表的不仅仅是个别的症状，也不仅是表面的综合证状群。所谓证或证候，既包括四诊检查所得，又包括内外致病因素，全面而又具体地反映了疾病的特征、性质和这个阶段的主要症结。"

　　1984年第5版《中医基础理论》：证——阶段性的病理概括。

　　证是机体在疾病发展过程中的某一阶段的病理概括。由于它包括了病变的部位、原因、性质及邪正关系，反映出疾病发展过程中某一阶段的病理变化的本质，因而它比症状更全面、更深刻、更正确地揭示了疾病的本质。

　　2）学术期间的争鸣：20世纪90年代，由于辨证论治的理论和方法一直是学术讨论或期刊争鸣的热点，致使"证"的有关概念的演变也更接近当代临床的实际。

　　肖敏才"谈'辨证'的涵义与用字"（《北京中医学院学报》1984年第4期）提示：关键在确定中医学是否要用"证"作为中医的诊断概念。

　　朱文锋的"建立辨证体系之我见"（同上期）则一针见血地提出：中医诊断包括辨病与辨证，二者均是以中医理论为指导，以临床和体征为依据，对疾病本质的认识。但"病"是对该疾病全程的特点与规律等所做的病理概括；而证是对疾病所处一定阶段的病因、病性、病位等所做的病理概括，是综合了致病因素与机体反应性两方面情况而对疾病当前本质所做的结论。因此，病与证的概念是不相同的。

　　"症"是单个的症状及体征，属于疾病的现象，自然也不同于证。严格地说，"证"也不等于"证候"，证候者，情况也。

　　"证候"是证的外候，虽然证候可以是一类有着内在联系的症状、体征，但毕竟只是现象，只有通过医生对这些病状进行"辨"，才能求得疾病属于什么"证"的诊断。

　　3）专题研究的进展：1989年，国家中医药管理局"中医病证规范化"课题，由肖德馨任组长，经过一年的调研论证，1990年夏在长沙组织召开了"全国病证规范化研讨会"，并以《全国中医病名与证候规范化研讨会述要》的形式对

"病""证""症"进行了大体规范（见《中国医药学报》1990年第5期）。

* "疾病是与健康相对应的概念"。中医学认为疾病是人体在病因作用和正虚邪凑的条件下，体内出现具有一定发展规律的正邪交争、阴阳失调的全部演变过程，具体表现为若干特点的症状和各阶段相应的证候。

每种疾病的具体名称是谓病名，病名是反映疾病全过程的总体属性、特征或演变规律的疾病诊断概念；它是由病因、病位、主症或特征等某一方面或几方面综合命名的。

* 能诊断某种病名的一组症状和体征，通常称谓病候，所以病候即是某种病名的诊断标准或诊断要点。

* 证名是一种证候的诊断名称，证名是反映疾病全过程中某一阶段的本质或内部联系；它是由病因、病位、病势、病性、病机等因素综合和抽象而成的。

* 证候，是一种证名（或证型）相关或相应的症状和体征，也可以说是诊断或判定证名（或证型）的一组症状和体征，称为该证名的证候，所以证候即是证名的诊断标准。

* 证型，有两种认识，一种认为证型与证名相同，是同一概念的两种称谓；一种认为证型与证名是两个不同的概念，无论从外延还是内涵都有所区别（略）。

* 症状，狭义的只指患者感觉到的异常变化或现象；广义的也包括医者所得到的疾病现象和体征。

* "候"，其文字原意有看、望或标志、现象等。"候"与"症"字复用，就更能加重了广义症状的含义，既有患者的自觉症状，又有医者观察到的疾病现象或体征。

但是"症候"与"证候"这两个术语或概念在发音和汉语音标方面完全相同，极易引起混同。所以近代中医文献中，越来越倾向于用"症征"代替"症候"的用法。

* "症征"在文字语义上更容易表示症状加体征的含义。所以多数代表同意用"症征"来取代"症候"，避免概念的混淆，也有助于中医面向现代化，面向世界。

（引自肖德馨"对'证'的认识"，《中医杂志》1993年第10期第623页）

4）存在问题

① "疾病"与"病种"概念未分清。

② "疾病"概念与发病原理混淆。

③ "症候"（症征）还不能包括所有的疾病表现，如病史等。

④ 辨病与辨证的统一关系不明。

个人看法：应从中医诊治疾病的实践过程中，认识比较它们的异同关系（详见于后）。

2. 应有界说

（1）基本概念

1）疾病（泛称）：与健康相对应的概念，即不健康的总称。

$$\begin{cases} 疾病现象——病象（表现）\\ 疾病本质——病理（机制）\end{cases}$$

2）病象（疾病表现）——凡诊察所得者。

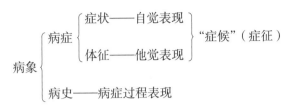

症候（症征、病症、病征）+ 病史（病程）＝病象（疾病表现）

3）病理（疾病本质）——乃判断所得者。

病理概括——疾病的本质分类。

　包括：病种分类——简称"病"，即病名（病种名）。

　　　　病证分类——简称"证"，即证型（病证名）。

4）"症"有狭义和广义之分。

$$\left.\begin{array}{l}\text{狭义单指自觉之症状}\\\text{广义指症候、症征之统称}\end{array}\right\}\text{两者均为疾病的外在表现}$$

5）"病"有泛用和专用之分。

　泛义——泛指疾病（不健康）之总称。

　专用——特指病种：是对疾病全程与全貌之基本病变特点的本质概括。

6）"证"即特指病证类型（证型）。

证是对疾病当前具体阶段、具体个体主要病理类型的本质概括。如"五脏风之形状……愿闻其诊及其病能（态）"；"病之形能也"；"此其候也"。

7）"候"：即疾病的一组表现、现象（病象）。

症候——一组症征，即一症状群，还可包括病史——"症"象

病候——与病种相关的一组症状群 + 病史——"病"象

证候——与证型相关的一组症状群 + 病史——"证"象

总之，症候、病候、证候可统称病症、病象、病征之特定表现群，具有诊断、判定作用。

如所附案例六中，患儿咳嗽1月余，咳声紧，痰少，咳嗽时伴有腹痛，鼻塞，一般流清涕后开始咳嗽，每次咳嗽咳半小时以上，咳嗽以下半夜为主，若晚上没有咳嗽，晨起就会咳嗽，白天咳嗽较少，每次咳一两声，咽痒，无咽痛，使用过抗病毒口服液、抗生素等药物，饮食偏少，素大便干，日一行，如羊屎状，很少发热，既往有支原体感染史等，均属于症候的范畴。而患儿此次以咳嗽来就诊，咳嗽1月余，咳声紧，痰少，咳嗽时伴有腹痛，一般流清涕后开始咳嗽，每次咳嗽咳半小时以上，咳嗽以下半夜为主，若晚上没有咳嗽，晨起就会咳嗽，白天咳嗽较少，每次咳一两声，使用过抗病毒口服液、抗生素等药物，既往有支原体感染史则属于咳嗽这一病种的病候范畴。至于证候，则与具体证型相关，如此病案中咳声紧、鼻塞、流清涕、脉紧，则属风寒闭肺这一证型的证候。

8）"名"即疾病名称，即病种、病证分类中比较稳定、公认的诊断名称。

$$\left.\begin{array}{l}\text{病种名——简称病名}\\\text{病证名——简称证名}\end{array}\right\}\text{尚有许多不定名、未定名的病种、病证}$$

（2）基本关系（症候——病种——证型）

＊"症"是"病"与"证"的外在表现——诊断依据。

＊"病"与"证"是"症"的内在本质——诊断归宿。

＊"病"与"证"都是对疾病本质的概括。

$$\left\{\begin{array}{l}\text{"病"——侧重反映疾病全程全貌中的基本矛盾部分}\\\text{"证"——侧重反映疾病阶段个体中的主要矛盾部分}\end{array}\right.$$

$$\left.\begin{array}{l}\text{一个"病"的全过程可形成若干个不同的"证"}\\\text{同一"证"又可出现于不同的"病"中}\end{array}\right\}\text{两者具有纵横交错的关系}$$

通常有同病异证、异病同证的现象（特殊情况下，也有同病同证、异病异证的可能）。

例如：感冒为风伤于表为主，而季节、气候、体质不同，则有：

$$\left\{\begin{array}{l}\text{风寒外束致寒饮客肺，再致气虚不复}\\\text{风热上犯致痰热壅肺，再致津亏不复}\end{array}\right.$$

内伤劳损，肾阳不足，则有：

$$\left\{\begin{array}{l}\text{有成阳痿者（不能鼓舞精窍）}\\\text{有成消渴者（不能蒸化水液）}\\\text{有成崩漏者（不能固摄冲任）}\end{array}\right.$$

又如：伤寒病种——六经分证：有全貌的六经伤寒（不同类型）；有全程的六经传变（不同阶段）。

湿热中阻：可见于湿温、痢疾、黄疸、疟疾等不同病种的一定阶段或一定病型中。

三、中医的治疗观

（一）治疗的原理

1. 天地万物，气质偏禀　中医学认为，天地万物，均是禀天地之气而成，之所以有万物之不同，是因为万物禀阴阳之气略有偏颇，人为万物之中禀赋最为平和者，故能为万物之灵。生理上，人体阴阳平衡，六气协调而为生理健康，若阴阳或六气偏颇则成为疾病。

2. 同性相助，异性相制　既然天地万物均是禀阴阳之气而生，且万物均有偏颇，故万物之间有共同的禀赋，因而能互相影响与感化。如药物的四气五味、升降浮沉，均可与人发生气质感应、形色相通。其中同性相助，如药物的温热之性可助人体的阳气，药性上升之药物在人体也表现为升发之势。同理，药性寒凉之品可制约人体有余之热气。

3. 以偏纠偏，以平为期　根据以上原则，中医的治疗无非是使阴阳不平衡之病态，恢复到阴阳平衡之常态。故根据恢复平衡之需要，补其不足、泻其有余就成为中医学治疗疾病的最高原则，最终使机体与药物生克互用，恢复整体平和。

（二）治疗的依据

疾病的核心本质要素为病因、病位、病机。疾病的治疗也主要从这三方面有的放矢。

1. 病因治疗——消除病因　如寒者热之、热者寒之、燥者润之、湿者燥之。
2. 病机治疗——纠正病机　如虚者补之、实者泻之、亢者抑之、陷者举之。
3. 病位效应——循经达所　如药物归经、循经取穴。
4. 随证治之——趋利避害　如各取所需、趋利避害。

（三）治疗的手段

1. 内治法类　效应由内达外。
* 方药、膳食——药食服用——始于脏腑精气。
* 气功、调心——修养陶炼——始于脏腑神气。
2. 外治法类　效应由外及内。
* 针灸、刮痧、薄贴、火罐、熨法——重在经脉。
* 水疗、浴法、熏蒸、蜡疗、泥疗——重在肌肤。
* 导引、推拿、捏脊、割治、正骨——重在筋骨。

第二节　辨证论治的界定

一、何谓辨证论治

（一）观念的源流

1. 源于仲景　《伤寒杂病论》:"辨太阳病脉证并治""观其脉证，随证治之"。但此只是凭"证据"以分经论治的意思，如"外证未解""太阳病桂枝证""柴胡汤证俱""柴胡证仍在者""伤寒中风，有柴胡证，但见一证便是，不必悉具""结胸证悉具，烦躁者亦死"。

2. 名于明清　明代周之干《慎斋遗书》提出"辨证施治"；清代林珮琴《类证治裁》《证治汇补》，章虚谷《医门棒喝》提出"辨证论治"。此皆开始把"证"向病理分类之症候群概念过渡、引申，已明确与辨病论治区别。

3. 盛于近现代　随着民国时期西学东进，为与西医对峙，前辈们突出中医辨证论治与西医辨病论治的不同，强调辨证论治是中医的医疗特点和诊疗优势。

中华人民共和国成立后，随着中医学术群体与规范教育的发展，为发挥中医特色与优势，对中医辨证论治理论开展深入研究的同时，对辨证论治的理解也就产生了更多说法。

最早有曰:"辨证论治"乃同病异治、异病同治。此言似乎要言不烦，但这只是比较西医，对其诊疗活动外部特征的一种简要描述。其实"辨证论治"中，同病同证而同治、异病异证而异治的机会亦非绝无仅有。如疟疾始发，不离少阳者十具其七，若治以柴胡汤和解分消，不失为统一法则；而寒温外感之初，病异而证别，辛温、辛凉，治不可混。可见，同病异治、异病同治，作为辨证论治特有长处则可，而把它作为衡量是否辨证论治的标准，或是作为辨证论治的唯一目的，则有矫枉过正之嫌。

其后有曰："辨证论治"之精髓就是具体问题，具体分析！

此说似乎高度概括，但其只是对其辩证法特点的哲学表达，虽不失为中医临床的指导思想，但要作为准确驾驭中医诊疗具体规律的医学定义，则实在笼统含混。试想，临证处病仅遵守此义，如何明确辨证之目标？如何把握辨证之思路？如何得出辨证之方法？如何认识辨证之规律？如何能够授业解惑、传授于后人？长此以往，仲景之术岂不犹如艺术作品一般，只能"思之思之，鬼神通之"，难免前不见古人、后不见来者了！

近有曰："辨证论治"就是根据辨"证"的结果，决定治疗的方法。

而所辨之"证"，"是机体在疾病发展过程中的某一阶段的病理概括。它包括了病变的部位、原因、性质及邪正关系，反映出疾病发展过程中某一阶段的病理变化的本质"（1984 年第 5 版《中医基础理论》）；或曰"证"，"是对疾病所处一定阶段的病因、病性、病位等所做的病理概括，是综合了致病因素与机体反应性两方面情况而对疾病当前本质所做的结论"（朱文锋"建立辨证体系之我见"，《北京中医学院学报》1984 年第 4 期）；或曰"证"，"是反映疾病全过程中某一阶段的本质或内部联系；它是由病因、病位、病势、病性、病机等因素综合和抽象而成"（肖德馨"全国中医病名与证候规范化研讨会述要"，《中国医药学报》，1990 年第 5 期）。

（二）观念的意义

树立"辨证论治"的原则，就是要突显中医整体动态观念指导下的因人、因时、因地制宜，具有朴素辩证法思想的医疗特长。

疾病是一个不断变化的生命活动的异常过程，构成其异常活动过程的病因、病位、病机，原则上总是要随着时间、条件的改变不断变化着的，即传变，而在其变化过程中，必然会出现阶段性不同的病理差异性，会出现阶段性病理状态——疾病本质的主要矛盾——证型的变更，因而必须相应的改变治疗的方法方药。

二、辨证论治的定义

（一）准确定义

根据辨"证"的结果决定治疗的方法，似对"辨证论治"要言不烦的界定，但其对"证"还需要进行二次定义，这种曲折陈述，要显示、理解"辨证论治"关键的医学本质，不免令人晦涩难明。

若思其义而精其言，可将定义如下："辨证论治"就是根据个体疾病发展至当前阶段，其病因、病位、病性或病机、病势的整体上主导性的病理状态，来选择相应适宜的（阶段性、个体化）治疗方法的诊疗过程与规则。

（二）含义解读

1. 辨证的实质　就是辨病因、辨病位、辨病机，甚至辨病势。

因为机体的病理本质是由病因、病位、病机等若干方面的综合构成的，缺少其中任何一方面，就不能得出对其病理本质的完整认识。

2. 治疗必须根据机体当前整体的病理现状来确定　即根据时间的阶段性、个体的差异性。

因为机体整体的病理状态一定是会不断变化的，或是病因，或是病位，或是病机，总会随着时间的推移、条件的变更，发生质或量的改变，因此，过去不等于现在，现在也不会等同将来。

3. 辨证是以鉴别诊断为核心内容的　辨证是一个对病因、病位、病机进行充分鉴别的过程。

因为疾病本质变更与疾病现象表达并非一一对应，而是有交叉关系，因此任何一种现象都可能有若干种不同的可能因素。

4. 随证治之、同病异治、异病同治　治疗必须根据当前病理变化的主要类别来选择方法，论治极具有个体化与阶段性，即随证治之、同病异治、异病同治。

因为治疗总是要针对疾病本质运动的主要矛盾或矛盾的主要方面才会最有效，而主要矛盾或矛盾的主要方面总是会随着时间阶段、个体条件的差异而发生变更，因而治法也应随之变更。

5. 辨证诊断的局限性与有限性　对当前个体疾病病理本质的认识，只能是抓住整体的大概与主要，并不能穷其所有，即辨证诊断具有局限性与有限性。

因为疾病本质变更与疾病现象表达并非均等同步，加之医者的感知能力与经验都是有限的，因而即时的辨证难以发现疾病本质的全部。

6. 治疗方法的阶段性与有限性　对个体疾病的总体，论治必须分步骤进行。对当前个体疾病的治疗，大多是解决其中部分突出问题或关键环节，并不能一揽子解决所有问题，即治疗方法具有阶段性与有限性。

因为对于复杂性事物，矛盾错综交叉，一次性方案能解决的问题总是有限的，必须分解问题，分段实施，分步解决，更何况加之医生的认识能力、解决办法的有限性，更使治疗措施必须走一步看一步。

三、辨治的简约与升华

如何学习和掌握辨证论治方法呢？大体可以分为两种方法：一种是学习证治分类，一种是学习辨治方法。

（一）证治的简约

中医实践发现，在千变万化、丰富多彩的辨证论治的有效案例中，有相当部分的案例具有比较集中的类似性——类型，从中可以看出，不同的证型与不同的治疗方法具有一定的对应性与适用性，因而可以建立证-治对应关系，再通过梳理证与证的关系，明确治与治的关系，进而汇集形成证治体系。

如经典的证方分类（仲景的六经分证类方），后世的明代王肯堂的《证治准绳》、清代李用粹的《证治汇补》，乃至清代吴鞠通的《温病条辨》，现代的方证体系（桂枝证、柴胡证等），都是对中医辨证论治丰富经验中，相对稳定、多见且较具代表意义的类型，进行辨治要点的简约化提炼，并汇集后，梳理各证治单元的理论关系，形成证治框架化体系——辨证论治纲领，便于系统学习、引导运用、高效传承。

因此，扣住证治内容的学习，是研修辨证论治体系最为简便快捷的途径。

（二）辨治的升华

辨证论治的关键任务，就是辨别疾病当前的主要病因、病位与病机，因此，辨证论治的核心方法，就是基于症象依据和病理逻辑的病因、病位、病机鉴别方法及病理关系综合思维。这种方式不固着与病种、证型的框架，而是根据具体情况，做出具体的病因、病位与病机分析，再组成整体综合的病理判断，并从中权衡其中主要病势，进而综合制订事宜的治法与方药。其间的证方关系并不简单对应，而是突出分步治疗、因势变法、灵活不拘的思路与策略。如《伤寒论》第100条："伤寒，阳脉涩，阴脉弦，法当腹中急痛，先与小建中汤；不差者，小柴胡汤主之。"

因此，掌握发病机制，融会辨证要素的学习，是掌握辨证论治体系而能灵活应变的根本方法——"观其脉证，知犯何逆，随证治之"。

这是中医活的灵魂和辨证论治更高境界，这需要有厚实的中医基础理论和丰富的鉴别诊断知识。因此，这种学习难度大、要求高，但确是通往发展创新的必经途径。

第三节　辨病与辨证

一、辨病与辨证的关系

中医诊断有辨证与辨病两项任务，两者都是中医学从不同的角度对疾病现象的本质判断，这只要从它们在实际诊断中的不同要求、不同作用，即可以明确彼此存在的不同意义和统一关系。

（一）中医辨病

1. 过程分析　即在中医学各科理论的指导下，根据患者大致具备的某类型典型临床表现，比较性地确定疾病大致所属的某类独立病种，并给出反映其全程全貌基本特点和规律的病种名称。

例如：内科杂病之疟、痢、疸、痹的诊断，大凡寒热先后、发有定时者便为疟；大凡腹痛腹泻、里急后重、便下赤白者便为痢；大凡面目肌肤一身尽黄者便为疸；大凡以肢节肿痛为主要表现者便为痹。

2. 实质界定

＊"病"（种）——对较具独立（完整）过程的疾病其基本特点与基本规律的总体概括。

基本特点——具有全程或全貌性的病因、病所、病机、病症等某一方面或几方面的共同特点（不定性）。

基本规律——比较固定的发展过程、传变趋势（病势、病程的一定性），它基本反映了不同疾病各自不同的基本矛盾、基本特点。

* 病（种）名——是对认识比较成熟的病种的规范命名。

* 病型——是对病种中各具特点的稳定亚类的称谓（同中有异）。

若以病因、病所、病机为分型特点，即已向证型演化，为病与证的间型。

例如：湿热发黄——阳黄；阳虚水肿——阴水。

3. 特点意义

* 具有显著的全程性 ｝在于肯定贯穿疾病始终或全貌中的基本
* 注重稳定的共性表现问题 ｝（自然忽略，也难详尽病理的具体性）

例如：肺胀——咳逆上气，肺气阻滞。

能重点提出疾病全程性或全貌性的一般病变特点，有利于从总体上把握该病的基本规律与常规特点（远见、预见性强）。

例如：麻疹的基本矛盾（病理）是麻毒内伏外发。

初期阶段，证候类似于感冒、风疹、风温等，若不辨明病种，就易于忽视"麻毒内伏"的基本性质，限于祛风解表之类，而不能主动采取透疹解毒治法，预防疹毒内陷（如禁忌：避风寒、慎用苦寒冰伏、辛温助热等），也不能掌握病势顺逆的指标等。

（二）中医辨证

1. 过程分析　即在中医学基本理论的指导下，根据患者实际存在的所有临床表现，分析判断疾病当前（个体与阶段）的主要病因、病所、病机类别及相互关系，并综合概括为一个完整的证名（疾病名称之一类）。

例如：老幼入夏反复腹泻，体弱、炎热也是要充分考虑的体质与气候因素，气虚受暑。

2. 实质界定

* 证——是对疾病当前（一定）阶段（和个体）其主要病因、病所、病机类别及关系的综合概括（简称主要病理类别）。它充分反映了病变在不同条件下，病理本质中主要矛盾的变更性和差异性。

* 证名——是对完整病证的规范命名，达到通用、统一。

* 证型——是对临床上较为常见、稳定和典型的病证的称谓，多有证名。

例如：大肠湿热。

3. 特点意义

* 具有极强的阶段性 ｝强调寻找反映当前主要病理状态的诊断依据与结论
* 注重即时的现实表现 ｝

例如：阳明伤寒化热入里。

* 最能提示疾病当前阶段，决定其进退顺逆的关键病理（主要症结、主要矛盾），因此，最能具体而有效地指导当前实际的治疗决策。

* 又能随时根据病情变化，及时反映病理主要矛盾的变更，因而及时指导治疗方法的调整。

总之，它使治疗能更具体贴切地适应病情需要，更有的放矢，充分显示了中医"辨证论治"具体问题具体分析、具体处理的辩证法精神。

如：三因制宜的灵活性。

（三）两者的关系

1. 理论关系　从医学辩证法的角度，以矛盾论的眼光来看，两类诊断之间是病变基本矛盾与主要矛盾的反映关系，即辨证诊断旨在揭示疾病不同阶段的主要矛盾性，辨病诊断旨在揭示疾病全程全貌的基本矛盾性。两者各自反映了疾病本质的不同方面，故各有所长，也各有所短。

辨证——具体把握了疾病各阶段各个体的特殊性与个性问题，但对全程、总体的病变规律与基本特点预见性差。

辨病——大体把握了疾病全程与全貌的普遍性及共性问题，但忽略或难以详切地反映疾病在不同时期、不同个体条件下具体病理变化的多样性和差异性。

两者各自反映了疾病的个性与共性，故既相互独立，又相互统一。即由于病变的主要矛盾与基本矛盾既可相一致，亦可不一致，有时甚至相反，更多的是同中有异、异中有同，因此证病之间，有病同证同者，有病异证异者，更多的是同病异证、同证异病的交叉关系。

由于病变的病理本质既有阶段的主要矛盾性又有全程的基本矛盾性，既有个体的个性又有群体的共性，因此辨证与辨病都是疾病诊断不可分割的一部分，是对疾病个性与共性、阶段与过程统一关系的完整反映，两者不仅可以结合，而且应该结合，舍去任何一方，诊断都是不完整的，都不能达到对疾病本质的全面把握。因此，诊断应该证病结合，取长补短，互相促进，相得益彰。

2. 临床关系

（1）辨病对辨证的引导作用

1）辨病能提示辨证的常规范围，简化辨证过程。即可将辨证的重心限定在该病的常见证型内，从而缩小辨别范围，减小盲目性。

2）辨病可提示不同证型之间的主变关系、衍变规律，实现知常达变，达到对证型转变趋势的预见性。病种在全部的病变过程中具有不同的阶段性，故可分划出若干不同的证，而其贯穿始终的基本矛盾对各阶段中证的主要矛盾具有一定的制约性，因此，明确了病种，即可确定其证型的常见性与常变关系。

如：伤寒病（重症流感）的基本病理是寒邪伤阳。

始于太阳，终于厥阴。

由阳入阴则病进，由阴入阳则病退。

阳复阴退则病愈，阴极阳绝则病亡。

又如：类中风病的基本病理是水不涵木（本），风动夹痰血上逆，瘀阻清窍（标）。

前期：中风先兆，多属肝肾阴亏，阳亢欲动肝风（头晕痛，肢麻颤）。

发动期：卒中，多属肝风妄动，夹气血津液上冲蒙窍（眩仆，昏不知人）。

后遗期：偏瘫，多属痰瘀闭阻窍络（半身不遂，歪斜，语謇）。

　　（2）辨证对辨病的深化作用

　　1）辨证能更深入展示疾病全程各阶段、全貌各分支的具体病理类型及其演变环节，丰富对病种本质及其传变规律的认识。

　　2）可明确病与证之间病理类型的矛盾关系，完整认识疾病本质，促进病种的进一步分化。

　　如：伤寒病（重症流感），六经分证及其传变规律。

　　太阳伤寒：（主证）若从阳化热，成为阳明实证，进而为厥阴热厥，阴复则生，不复则死；若从阴伤阳，则为少阴虚寒，进而为厥阴寒厥，阳回则生，不回则死。

　　又如：类中风病的病型分类中，有风中、痰中、气中、火中等不同，治疗也相应各异，如风中型以羚羊角汤加减；痰中型以控涎丹加减；气中型以八味顺气散加减；火中型以黄连清心丸加减。

　　总之，辨病有助于提高辨证的简捷性与预见性，辨证有助于辨病的具体深化和准确分类，从而使诊断全面完整。

二、中医与西医的比较

　　中医与西医的比较是个很大的题目，社会上、学术界都有广泛的讨论，也有专门的课程专门介绍，他们有对中西医文化起源、思维方式、哲学思想和研究对象等方面之差异进行了比较性探讨，其观点可谓众说纷纭。

　　如"认为中西医两种医学体系分别代表着各自的文化背景。中医注重整体宏观之哲学思辨，而西医崇尚部分还原方法；中医思维强调认识从感性直观上升到理性直观，而西医思维则从感性认识上升到理性认识；中医宗旨辨证论治，而西医根于辨病论治；中医采用直接观察人体之方法，而西医主要借助仪器间接观察机体变化；中医试验方法简便直观，而西医实验方法复杂严谨"。尽管体系各异，方法迥别，各有其优势和缺陷，但这些都是文化背景、哲学观念、思维方式等医学外部的特征比较，这种由医学外围专家的认识与思考，总难落实到医学科学的层面来认识两者的实质差异。

　　我们要问：为什么两套医学一个辨病论治、一个辨证论治，体系大不一样，却都能有效指导临床实践，而在临床又会各有长短，也很难相互取代？

　　答案只有一个，那就是各自都看到了人体生命现象的部分本质和规律，都有各自认识的死角，因而都只能有限掌控疾病变化的某些方面。

　　如所谓西医对手术性疾病具有强大的救治能力，但对技能性疾病总显得顾此失彼、捉襟见肘，中医对全身性疾病具有独到优势，但对局限性病灶总显得鞭长莫及，难求即效。因此，比较的关键，是要找到彼此有较大不同而又终能协和同处于一体的生命与医学的本质问题。

（一）西医的特点分析

　　1. 起于西方文明　蒸汽机、机械物理等工业革命，引导出人体解剖学、病原微生物学等现代生命学科，即现代西方医学；两次世界大战的生命创伤，客观需求刺激西医外科学、急诊学发展；DNA双螺旋结构，引导西方医学进入分子生物学时代。

2. 形成了以物体成分、解剖形态为认识基点的生命科学认识   在对病种的区别上优势突现，取得长足发展。

3. 其医学研究都围绕形质的不同、病种的差异找出疾病彼此不同的诊断指标、治疗手段   如 CT、MRI、心导管术、药物靶向，都是建立在以物体、形态为逻辑起点的思维认识基础上的科学发展，形成了以病种为单元的疾病分类体系与诊断治疗体系——"西医学"。

4. 西医辨病论治的优势来源   物体的可见性、形态的稳定性，使趋同、共识成为可能，使诊断、治疗重复性强，科学客观性易于形成，疾病预期性易于把握，辨病论治彰显规模化、普适性优势。

（二）中医的特点分析

1. 起于东方文明   气象时节、地理物候等农耕文化，引导出对自然整体、天人感应、动态环境等古代生命学科，即传统中医学；历代社会动荡、流行性疾病爆发，客观需求刺激中医外感热病、内伤杂病学发展；针灸效应、中药药性、养生修炼，引导中医学坚守着传统的整体动态观的优势。

2. 形成了以事物属性、变化状态为认识基点的生命科学认识   在对病证的区别上优势独具，取得丰富发展。

3. 其医学围绕性状的差异、病证的不同找出疾病彼此不同的鉴别指标、治疗法则   如各家学说、名方名药，都是建立在以变化类型、功能特性为逻辑起点的思维认识基础上的科学发展，形成了以方证为单元的疾病分类体系与诊断治疗体系——"中医学"。

4. 中医辨证论治的优势来源   属性的相通性、气化的变动性，使广泛联系、动态认识成为可能，使诊断、治疗的灵活性增强，主观能动性易于发挥，疾病多变性易于应对，辨证论治彰显整体性、个体化优势。

（三）两者的关系分析

比较两者，知其所长，也可明其所短。

西医重物质形态，而轻气化性状，故对环境性、整合性、变动性的疾病认识受限，诊治无力，如病毒性疾病、免疫性疾病、身心性疾病、功能紊乱性疾病等。

中医强气化性状，而弱物质形态，故对形质性、结构性、固化性的疾病认识不足，诊治无力，如创伤性疾病、缺损性疾病、占位性疾病、先天性疾病等。

可见，两者是基于不同的观察角度和认知眼光，看到了同一人体生命机制与疾病本质的不同侧面，因而形成了两种不同的医学体系，彼此各具长短，但两者根本上是可以融合统一的。

两套体系哲学矛盾的焦点在于生命医学的本质规律，有形运动与无形变化，究竟谁是主导？是有形运动决定无形变化，还是无形变化支配有形运动？这决定着医学发展的未来，在两者的融合与沟通中，究竟是谁向谁看齐、靠拢？

（四）中西医证病结合的现状评价

中西结合、证病结合是医学未来发展的方向，是新型医学飞跃的基础。但目前的两种结合主要只是治疗手段的并用，小部分相互借鉴，在有些疾病的医疗上还是发挥了一些取长补短的作用与成效，如急腹症的保守治疗、手术疾病的围手术期治疗、急重症的后期调理等。

但这还是各自为政的表面结合，医学观念没有相互启发，医学理论没有内在沟通，医疗技术没能有机结合，甚至相互抵触、相互攻击、相互排斥的现象屡见不鲜，其原因有三。

1.西医自身发展较快，还有较大空间，忽视自身缺陷与不足，不重视中医优势。

2.中医自身发展较慢，不能彰显已有优势，未能形成规范化、规模化的力量。

3.由于人体生命的复杂性，科学没有达到能提供有效沟通两种理论的技术水平。

当前应该采取的办法：

1.清理家当，理清优劣，提高水平，形成队伍——文献研究

↓

2.立足临床，找准切点，集中力量，重点突破——临床研究支撑

↓

3.先中后西，融通两系，借助方法，提升理论——科学研究翻身

第二章　辨证论治过程

第一节　临床诊治的一般过程

一、诊断与鉴别

（一）诊断

诊断，即通过诊察获得疾病信息——病象，通过病象推测、判断其所属的病理本质。

病象与病理不是简单的一一对应，而是具有多点关联，或同中有异，即一种病象可能由多种病因病机引起，一种病因病机可以引发多种病象，而同一种病象因为由不同的病因病机引起，也会有不同的特点。

例如：失眠，可能是邪热内扰心神，也可能是血虚不藏心神。邪热内扰，还会引起面赤口苦，而血虚不藏，还会引起面淡头晕。邪热内扰之失眠，多为心烦失眠，不能入睡；血虚不藏之失眠，多为心悸失眠，睡浅易醒。如所附案例四：患者反复发作失眠1年余，加重1个月，坐着的时候易犯困、欲睡，而躺倒床上却难以入睡，大脑总是处于迷迷糊糊的状态，睡眠浅，易醒，梦多，既存在心烦而不能入睡的状态，又存在血虚睡浅易醒的状态。

只有通过比较，同中求异，才能区别其所属之不同，得出准确的本质判断。这种对同类病象比较特异的行为，就是鉴别。

（二）鉴别（诊断）

鉴别，即基于诊察信息，通过比较异同，区别所属不同的思辨活动。

二、"诊、辨、断"三部曲

"诊、辨、断"三部曲即通过诊察收集疾病信息，概括指标鉴别疾病本质，进而综合判断疾病类别。

中医对疾病的诊断过程大致经历三个阶段：

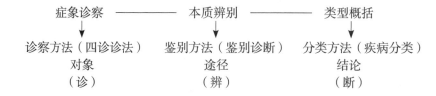

中医西医，其基本程序相同，实质内容各异。

三、辨病论治一般程序

举例：如以就诊发热患者为例：某男，36 岁。

（一）西医：辨病论治

突发发热寒战、咳嗽胸痛 1 天——急性感染，肺部？　　　　　　　　⎫
听诊：胸部左下侧呼吸音粗糙，可闻及湿啰音——肺部！　　　　　　⎬　大叶性肺炎
血常规检查：白细胞高、中性粒细胞比例高——细菌性感染　　　　　⎪
X 线片显示：左肺下叶有大片阴影——双球菌感染征　　　　　　　　⎭

——青霉素输液，抗菌消炎。

——热退，血常规正常，X 线片肺阴影消失。

（二）中医：辨证论治

突发寒战高热、咳嗽、左胸胁痛 1 天——外感病？　　　　　　　⎫
起病前一天晚上吃狗肉较多，　　　　　　　　　　　　　　　　⎪
夜寐觉燥热，头半夜去被受凉，　　　　　　　　　　　　　　　⎬　少阳上焦并肺
后半夜冷醒复加盖衣被——食用热性食物，受凉感寒？　　　　　⎪　寒风外束腠理
晨起即觉头颞痛、肢体酸——有表证？　　　　　　　　　　　　⎭　郁火动湿焦膜

上午突发寒战高热——半表半里？　　　　　　　　　　　　　　⎫
下午开始咳嗽、胸痛——病在肺？　　　　　　　　　　　　　　⎪　疏散寒风于外
口苦、口干，不欲饮水——有火？有湿？　　　　　　　　　　　⎬　化湿清火于上
痰白中带黄，不易咳出——寒包火？　　　　　　　　　　　　　⎪　柴胡杏仁汤加减
舌红苔白厚浮黄——湿郁火热　　　　　　　　　　　　　　　　⎪
脉弦数略浮——表寒里热？　　　　　　　　　　　　　　　　　⎭

基于上述分析，可以知道辨病论治的基本步骤如下：

1. 病象收集——诊法运用

↓

2. 病种辨别——病种分类

↓

3. 专病专方——配套方案

↓

4. 疗效评估——专病指标

第二节 辨证论治的基本步骤

中医诊治疾病以辨证论治见长，但如何进行辨证论治，却各有说法，基本的程序也未得规范。

一、辨证论治七步刍议

中华人民共和国成立之初，方药中教授较早对辨证论治的步骤和方法提出了七步刍议：第一步，脏腑经络定位；第二步，阴阳、气血、表里、虚实、风、火、湿、燥、寒、毒定性；第三步，定位与定性合参；第四步，必先五胜；第五步，各司其属；第六步，治病求本；第七步，发于机先。其中前三步是辨证，后四步是论治。

20世纪80年代初，一些中医诊断学专家根据辨证内容提出相应的七步骤。

1. 追问病史 一般疾病都有感受冷热、饮食不节、情志受伤等病史，应根据情况首先询问。

2. 审证求因 应根据症状特点、性质等探求其发生的原因。如"诸躁狂越，皆属于火""诸暴强直，皆属于风"。

3. 确定病所 就是辨别病变的主要部位。病位是指病变所在的部位，一般用表里、脏腑、经脉、气血、营卫、阴阳等表示。外感病多用表里、六经、卫气营血、三焦和脏腑等表示，杂病多用脏腑、经脉、气血、阴阳等表示。

4. 审察病机 病因侵及一定的部位，则有一定的病机，根据脉症的变化可审察明确病机的变化。

5. 分清病性 在明确病机的同时，要知病情之所属。主要根据八纲辨证，辨别疾病的寒热虚实等病性。

6. 详析病势 病势即病机转变发展的趋势。阳证脉势减缓，表示邪气渐退，为病将愈。

7. 确定证名 证候的命名，一般以病因、病位、病机三者综合最佳，如脾虚湿滞、肺热痰壅等。

后经改编如下而纳入教材。

1. 探求病因 询问病史找病因，通过审症求病因。

2. 落实病所 明确病变所在的表里上下、脏腑经络、官窍形体等。

3. 分辨病性 区分寒热虚实病性及具体的痰、湿、瘀、滞、虫、食、气、血、津、液、阴、阳、精髓的亏虚等。

4. 判断病情 辨别病情的轻重、标本、主次、先后、缓急，以及阻、积、扰、闭、虚、衰、亡、脱等。

5. 审度病势 把握病变发展演变的趋势，推测病证的转归与预后。

6. 阐释病机 根据中医学理论，将证候的病因、病性、病位、病情、病势综合起来进行分析，做出全面而统一的机制解释。

7. 确定证名 通过对病因、病性、病位、病机的高度概括，提出完整而规范的证名诊断。

　　但也应认识到通过分解辨证的具体内容来设定辨证步骤不能机械地理解，因为实际的辨证步骤不可能千病一律、前后固定不变，有的可能是先定病位，有的则是先辨病因病性，还有的是先察病势。

　　以上对辨证论治步骤的认识，主要局限在"辨证"的追求目标与实际内容上，对应有的共性步骤体现不足。

　　总之，中医的辨证操作过程与中医的疾病分类一样，一直缺乏严格的规范，以致各成习惯，或随意而作，这也是造成中医辨证结论不能统一的原因之一（甚至同一医生对同一病例，在不同的时候，做出有较大差异的诊断结论——随机心态的影响）。因此，规范诊断操作对保证疾病诊断的客观性、一致性是大有必要的。

二、辨证论治十三式

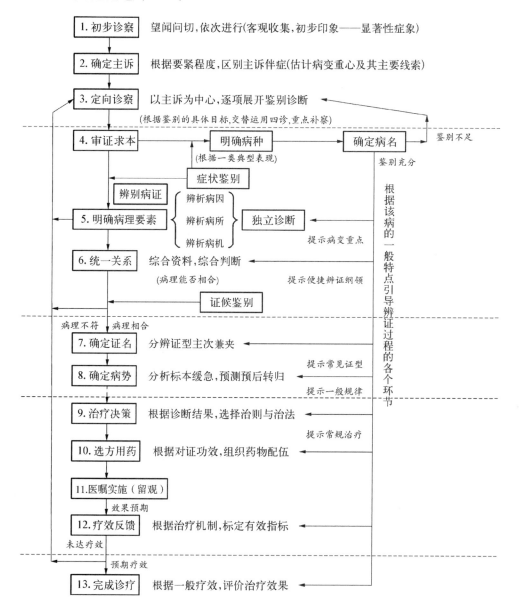

三、辨证论治步骤的具体阐述

1. 初步诊察　注重整体，突出表现，注意客观反映。

2. 确定主诉　主诉可能不止 1 个（1～2 个），伴症则不拘多少。

——确定病变的总体重心，尚不能追究具体的病证类型。

3. 定向诊察　四诊的选择运用，是根据鉴别病因、病所、病机目的，所需要的鉴别指标来确定的。

如发热的鉴别：问寒热喜恶，望面色神情，切肌肤冷热干湿，闻气息粗细。

4. 审证求本　包含辨证与辨病。

病种诊断与鉴别：主要根据一组典型表现的匹配性来直接确定。

辨证诊断：首先要从分别独立判别具体病因、具体病所、具体病机入手，再从三者关系进入证型判别，故不能像病名诊断那样套对证名。

5. 明确病理要素　辨证的关键在于三要素的明确，而不在乎证名的表达。

辨证三要素的独立判别，其先后次序，由主诉鉴别的方便性而定。

如腹痛——先定位；寒热——先定因。但一般来说，以先定因，再定位，再定机为宜（因—位—机）。

症状鉴别，主要用于独立诊断。其方法主要有本症鉴别、伴症鉴别。

——追究病变重心所属的病证类型，就是具体辨证的鉴别过程。

6. 统一关系　辨证三要素要形成立体关联，才能构成有机整体。所有要素及其依据要在整体病理中找到合理的位置与关系，矛盾要得到统一。

证候鉴别（症群鉴别）主要用于病证诊断，方法主要包括病症鉴别（主症、谛症、或然症、反现症等）、病史鉴别、病时鉴别、病体鉴别等。

7. 确定证名　是对病证的简约化、重点性认定。关键要表明主导要素及其关系，不应拘于证名格式。中医有时以按语式表达，故不拘于四字形式。

8. 确定病势　将诊断结果放到整体状况与全程背景中去，考察疾病的发展走向与趋势。其中的转归预后为诊断难点，辨证还需要参考辨病进行综合评价，因此确定证名之后，不做辨证的必备内容。

——对具体多样的鉴别结果进行综合整理，得出总的结论。

9. 治疗决策　包括治疗步骤与当前立法两项内容。

10. 选方用药　包括依法选方与加减化裁。

其中，"治疗决策"和"选方用药"统属"论治"部分。

论治宗旨，针对诊断结果，做因势利导、补偏救弊的调整，因此辨证决定论治、论治服从辨证。论治为辨证的归属，有其一定的独立性，并非一味地附属、跟从，即除了一一对应的一般"正治"之法，还有不能一一对治的"权变"之法，还有"隔一、隔二"而治的"间治"之法，还有标本虚实、内外寒热夹杂之证等，因不能毕其功于一役，而有"先后分治"之法，还有与方药性能、治法宜忌有关的"变通"之法等，都是其另加斟酌的任务。

——根据诊断结果，设计治疗方案，即论治过程。

11. 验证疗效　印证是否取得预期效果。若达到预期效果，则肯定先前的辨证论治过程，进入下一轮辨治目标，否则需重新审视先前的辨证论治过程。

12. 诊疗完成　辨证准确，论治恰当，当效如桴鼓。然审视实际，疑似证治绝非少数，必须通过疗效好坏，反馈加以部分肯定与不断修正，并在若干次循环中，逐步接近真理。

——根据治疗后的反应，核实辨证诊断结果，即印证过程。

举例：

（1）初步诊察：就诊时患者一进来，医生会通过望诊来初步诊察患者的体质等情况，对于病情比较复杂的患者，还需要结合其他三诊法来判断。

（2）确定主诉：医生初步诊察后，医生一般一开始会询问患者，"主要哪里不舒服""多久了"，这是对于简单疾病确定主诉的最简便方法。

（3）定向诊察：在明确主诉后，会围绕主诉，进行定向诊察，如确定患者主诉为"咳嗽1月余"，那么我们就可以针对咳嗽展开问诊：有没有什么原因引起啊？是单声咳还是连声咳？咳嗽有没有什么规律性？咳嗽有没有痰？咳得会不会想呕？咳得会不会汗出？……围绕主诉进行鉴别。这也是上面所述审证求本、明确病理要素的过程。

例如所附案例五的问诊过程中：

确定主诉：

医生：看什么情况？

患者：腿痛。右侧大腿后外侧痛。

医生：多久了？

患者：几个月了。不能挑担。

定向诊察（这其中也是在审证求本、明确病理要素）：

医生：以前就是担多了东西脚就会痛，是不？（围绕主诉通过了解患者疼痛诱因，以期找到患者的原始病因，即远因为何）

患者：嗯……

医生：头不痛？（通过了解患者有无头痛来进一步了解患者是否有新感，即有无近因，来判断腿痛是否与外感有关）

患者：不痛。

医生：（脚）痛不？（通过了解患者的症状特点，以期确定患者的病症类型，采用的是本症鉴别法。此处应该是通过了解患者腿痛与否，确定患者病机性质）

患者：以前不痛，流人嘎里（酸楚感）。

医生：担肩多、用力多了右脚会酸，现在就是有点痛，就是这个情况吗？（① 核实所收集的症状性质的真实性，可靠程度，做到心中有数，采用的是本症鉴别法。② 了解患者有无其他不适，采用的是伴症鉴别法）

患者：以前抬不起腰，弯久了抬不起来。

医生：弯久了抬不起来，这个有多久呢？（通过了解患者所患疾病的时间，以期了解患者所患疾病的病因是近因还是远因，并判断是否与患者主诉有关）

……

统一关系、确定证型——（血亏）湿热，肝脾为主。

第三节　辨证论治的基本要求

一、诊察的客观全面

疾病信息——即疾病的所有症象，是指医生运用各种诊法所收集到的临床材料，又称病情资料。它包括症状、体征、病史、排出物及一般情况等。它是反映疾病本质的信息依据，其客观准确与系统完整性是保证辨证正确的基础。

如一般情况：

《金匮要略》"妇人腹中诸疾痛，当归芍药散主之""男子平人，脉大为劳"——性别与病证的关系。

教师多思劳心、商人酒多湿热——职业与病证的关系。

搜集信息，要求客观准确、系统完整。这犹如军事战役要有"搜索敌情"的观念、法律官司要有"收集证据"的意识、调查历史事件要有了解"事情梗概"与掌握"来龙去脉"的意识。

1. 客观性与准确性　中医四诊手段主观性强，对症象的表述口径多样，容易失之真切，产生含混。医师要主动警醒自己，"对所获得信息的表述是否贴切如实""特点是否准确突出"等。如疲倦与无力、口淡与无味、脉软与脉弱、苔白与苔淡等，皆似是而非，意义不同。

2. 系统性与完整性　中医重气化、重内因的医学理念，对认识病理之间的整体关系与动态关联更有优势。中医应注意从立体的角度、过程的眼光去收集证据、发现关联，才能准确得出综合结论。

如：病症有起因，有先后，有干预，有转变。

《伤寒论》第183条："问曰：病有得之一日，不发热而恶寒者，何也？答曰：虽得之一日，恶寒将自罢，即自汗出而恶热也。"

疲劳综合征，主诉疲倦、头昏、短气，属何？

追溯起因，病症起于春末一次感冒发热、咽痛、周身酸楚，西医给予打针输液治疗，5天后热退病愈，但体力精神一直恢复得不好。入夏以来，渐觉疲倦、头昏沉，进入暑期更加多汗、短气。

由分析可知，湿热夹风而外感上受，用抗生素治疗后，热退风止，湿气留滞，入夏合热，湿热困阻清阳之气，至夏应暑，兼泄津耗气，清阳不得上达清窍，宜用三仁汤合防己黄芪汤。

《伤寒论》第384条："……本是霍乱，今是伤寒，却四五日，至阴经上，转入阴必利，本呕，（再）下利者，不可治也。"此为内有湿浊，外复中寒，中阳欲败，理中不中与之，纯阳正气散救之。

二、辨证的完整有据

（一）证名要力求完整

1. 证名力求完整， 对疾病的病理本质来说，病图、病所、病机是三位一体不可

分割的　表里同病，寒热错杂，有表寒里热、表热里寒。

2. 证名的构成因素，要力求贴切具体　举例如下。

（1）表证有肤表、肌肉、经络、腠理、筋脉等。

（2）上焦有心肺、胸膈、咽喉、苗窍、头面等。

（3）寒证有风寒、寒湿、寒暑、寒饮、痰湿等。

（4）虚证有气虚、阳虚、血虚、阴虚、精虚等。

3. 证名构成，力求精练，重点突出　完整之中有重点，有时病因是重点，有时病位是重点……重点宜详细，次要可简略。例如少阴虚寒与阳虚水泛、少阴阳虚与阴盛格阳、少阴阳虚与肾阳虚衰。

4. 病机要准确表达　辨证最重病机，如寒湿犯脾不如困脾；湿热下注、交结、遏伏皆有不同，治法有宜升、宜开、宜透之不同。

（二）辨证要证据对应

1. 任何病理要素的具体确定，都要有现实的症象可凭　如发热恶寒、无汗脉浮只是表证的通用症象，不是病在太阳的确凿证据，无法与太阴风寒手经病证区别，必得头痛身疼才能确定并发三阳，头痛连项、身疼及腰才能确定发于太阳。

2. 辨证必须充分考虑现实所有的临床表现及其关系　否则不能正确判断当前病理的主要矛盾性。

3. 辨证指标，注重"相对值"，不是"平均值"，注重增减之动态差异　如脉细、脉大与体质的粗细，整体脉沉与寸、关的相对浮旺，素体脉迟缓与近期的相对数，关节肿痛与活动度变化。

4. 辨证指标之间要形成有机联系，分析解释要严密合理　犹如断案推理，建立严密有效的"证据链"。

如反现症：

《伤寒论》第148条：伤寒五六日，微恶寒，手足冷，心下满，口不欲食，大便硬，脉细沉紧者，本应为少阴阴结证，若反头汗出，不得为少阴病。所以然者，阴不得有汗，今头汗出，故知非少阴也。

此为阳微结，必有表，复有里也。脉沉，亦在里也，汗出为有郁热之象，此为阳微结。假令纯阴结，不得复有外证，悉入在里，此为半在里半在外也。可与小柴胡汤。

——阴不得有汗，今反头汗出，与阴经寒结不符，而与阳经寒滞郁热才能顺接。

如应有证据缺失：

《伤寒论》第166条：病寒热汗出，如桂枝证，（但）头不痛，项不强，寸脉微浮，胸中痞硬，气上冲咽喉，不得息者，此为胸有寒（痰）也，当吐之，宜瓜蒂散。

——太阳虽主营卫，但其经脉上头下项，故寒热多与头痛项强并行，今反无头项强痛，必另有隐情。

追踪发现：胸中痞硬，气上冲咽喉，不得息者，当属病在胸膈，而与寒热汗出又如何连接？

上焦主宣发，营卫虽主表，但需先赖由上焦宣发，而后能达于表，故邪阻上焦，也会因阻碍营卫宣发与外达而伴发寒热，上焦火郁为热，也必头汗出。

——证据关联起来辨证：风痰上壅胸膈，上焦气机郁闭，故可因势利导，以瓜蒂散催吐风痰。

三、诊辨要紧密联动

诊断是极为复杂的思维过程。疾病的临床表现有明显、隐晦，轻微、显著，真象、假象等差别，病、证有先后、标本、合病、并病等不同，因而患者的病象表现绝不是书本所说的那样条理清楚、主次分明、标准规范。要在纷纭复杂的病象中抓住疾病的本质，要求诊断思维是诊中隐断、断中复诊、边诊边断、为断而诊的循环交织过程。

1. 诊察阶段要积极定向引导　诊察阶段除了要本着全面收集病情、综合分析四诊信息的基本精神外，诊察前期还要围绕主诉，根据诊断目标的需求，选择进一步的询问方向与有定向的诊察项目。即诊察发现某种症状或体征的同时，就要考虑它们可能是什么病因、什么病位、什么病机，大致可能会是哪些证型、病种等。

2. 辨证阶段要随时补充诊察　进入辨证阶段，经常要根据已占有的资料，对所获得的病象等进行整合性诊断分析与思考，在梳理线索、分析可能、发现疑问中，需要间断进行某些有目的的询问、检查，以补充收集较有针对性的信息，来完善证据链，达到确诊的目的。

总之，诊察、思考交替进行，联想、启发互相贯串，从而使认识不断深入。这涉及医生的水平、态度和思维技巧，需要临证锻炼，渐趋精熟。

四、证病可经常互参

在辨证诊断思考的同时，还应加以辨病的参考，在病证结合中，相互补充、互相启发。

由于目前中医病种分类总体尚未成熟，中医诊断仍以辨证为主，辨病辅之。

1. 区分病名的成熟与不成熟

（1）尽量选择成熟的病名（即通用而又能显示一般特点与规律的）。

（2）不成熟病名，只能附记于后，供参考、研究、统计用。

（3）无病名可选时，可以主症暂定名称，为进一步探索提供线索。

（4）部分与西医相近的病种，可以借用或参考，如国家中医药管理局《中医临床诊疗术语》（朱文锋）。

2. 区别病种的层次大小

（1）病名尽量落实到独立病种，辅以病种分型：如伤寒（太阳，少阴……）；黄疸（阳黄，阴黄）；水肿（阳水，阴水）。

（2）对无法确定具体病种者，可以上一级类别暂定：如"风湿？湿温？暑温？"可暂定为温病；发热不能确定属何种外邪所致者，可暂定为外感。

3. 根据病种的一般特点，提示辨证的常与变

（1）辨证分型，先思其常，再求其变：如发热恶寒、呕吐不食者，内伤、外感都可出现，证型很多，若能明确病种大类，可以缩小范围。

伤寒类：少阳伤寒，柴胡类证中求之。温病类：少阳湿温，蒿芩清胆类证中求之。内伤类：胃肠伤食，保和、越鞠类证中求之。杂病类：内外伤冷，脾胃同病，藿香正气类证中求之。

又如：咳嗽久病。

外感咳嗽，六淫可致——病久余症渐平，咳嗽不除者，外寒内饮当先，风痰相搏次之。

内伤咳嗽，五脏六腑皆令人咳——病久渐致，咳嗽渐显者，痰热阻肺第一，气郁肝火犯肺第二。

（2）疑惑之际，先试其常，静观其变：《伤寒论》第209条：阳明病……若不大便六七日（有燥热内结与湿阻气滞等多种可能，先思其常），恐有燥屎，欲（确切求）知之法，少与小承气汤（试探），汤入腹中，转矢气者，此有燥屎，乃可攻之；若不转矢气者，此但初头硬，后必溏（此为湿阻气滞），不可攻之，攻之，必（苦泄伤阳，引起）胀满不能食也……

——发热不大便，先作阳明燥结之常处理，再作阳明湿阻之变应对。

（3）转变之间，先守其常，继观其变：如外感发热，服用解表之剂，出现高热、口渴、心烦等，温病则多考虑热盛入里，转属气分的迹象，伤寒则先考虑是否为太阳经气奋起驱寒的反映。

《伤寒论》第41条："伤寒，心下有水气，咳而微喘，发热不渴。服汤已渴者，此寒去欲解也。小青龙汤主之。"

《伤寒论》第46条："太阳病，脉浮紧，无汗，发热，身疼痛，八九日不解，表证仍在，此当发其汗。服药已，微除，其人发烦目瞑，剧者必衄，衄乃解，所以然者，阳气重故也。麻黄汤主之。"

五、法方要贴切对应

（一）根据证型的三位一体，组合对应治法

病证是由病因作用病位产生病机的综合体，治疗是纠正病理，也必然是针对病因、病位、病机立法。

如：阳明风寒，外束肌表经脉，营卫不通，治法应疏散阳明风寒，解肌通经。方用葛根汤加减。

葛根——引经之药——病所治疗。

麻黄、桂枝——辛散风寒——病因治疗。

桂枝、白芍——解肌通经——病机治疗。

生姜、大枣——调和营卫——病机治疗。

综合功效：辛温宣散阳明经脉肌表之风寒。

三位一体进行立法，才是完整的论治，目前的治法是单一分类，单纯套选治法，往往不够全面、精确。

表证——风寒外束——太阳、阳明、少阳、太阴、少阴、厥阴？卫、营、气、血？

汗法——辛温发汗——如何细分？+引经法？+宣卫、通营、疏气、和血？

立法：根据证型——组织治法——复合功效——匹配方剂。

（二）基于方剂功效，参考治法分类，匹配综合立法

方剂分类不能全面反映各方剂的功效内涵，只能择其功效中的突出重点加以归类，因此对立法选方只能起到大致参考与初步导向的作用。

方剂功效才能比较全面准确地反映其所适配的具体证型，因此，正确解读各方功效是立法选方的基础功夫，而正确解读的前提是正确认识本方主治的病证类型，对病证类型认识的深刻具体与否将决定对其功效解读的深浅。

如《伤寒论》第98条："得病六七日，脉迟浮弱，恶风寒，手足温，医二三下之，（转）不能食，而胁下满痛，面目及身黄，颈项强，小便难者，与柴胡汤。后必下重，本渴饮水而呕者，柴胡汤不中与也。食谷者哕。"

寒热不食，颈项强，胁下满痛，尿难发黄，下重而渴，饮水而呕等——风寒外受，湿浊内蕴，少阳兼太阴。

须外疏风寒，内化水湿，但治少阳与柴胡汤疏气透热不效，需兼温化太阴湿气。

方剂分类如何查找？

功效分类查找——入少阳兼入太阴：柴苓汤、柴胡平胃散、柴胡桂姜汤等。

——外疏风寒，内化水湿：柴苓汤（小柴胡汤合五苓散）。

——外疏风寒，内除寒湿：柴胡平胃散（小柴胡汤合平胃散）。

——外疏风寒，内除水饮：柴胡桂姜汤（小柴胡汤加桂枝干姜等）。

选择柴苓汤：小柴胡——解少阳风寒；五苓散——化太阴水湿。

六、用药要适材适量

用药是辨证论治的终极环节，用药是否恰当关系到疗效能否落实。其恰当性有以下三方面。

（一）中药的质量斟酌

中药的品味大有讲究，质量差异严重影响疗效，进而还反馈影响辨证诊断。

生物制剂活性变化复杂、保质性难以稳定，影响因素极多，道地药材有特异。

如：人参的品种、产地、年份、炮制都会使药性产生较大差异。野山参、种植参；吉林参、高丽参；朝红参、生晒参；百年参、萝卜参……各有差别。道地药材的匮乏使替代品兴起。

——论治之际，必须认真斟酌药物的质量保障。

在初诊之时，务必要求确保用药的真材实料，以便试探病情实底；在复诊疗效不应，而辨证依据充分合理之时，应该考虑是否有用药不实的问题。

（二）中药的效量权衡

中药的药效剂量没有科学定量，多是经验用量，个体差异性更缺乏权衡。

临证药量，也要注意因人、因势、因材而有所变化。

如：通脉四逆汤方：甘草二两（炙），附子大者一枚（生用，去皮，破八片），干姜三两（强人可四两）。

桂枝汤方服法：煮取三升，去滓服一升。若一服汗出病瘥，停后服，不必尽剂；若不汗，更服，依前法；又不汗，后服小促其间，半日许令三服尽。若病重者，一日一夜服，周时观之，服一剂尽，病证犹在者，更作服；若汗不出，乃服至二、三剂。

病情较急重者，或用量难估算者，可以一日备用二、三剂的办法，根据服药反应的有无，通过调剂服药频次来灵活控制一日的服用总量。

（三）中药的药味替代

根据病情背景或药源条件等具体情况，经常要司其方义而不拘药物，进行药味替换。

如药源缺乏时，选择替代品。

麻黄连轺赤小豆汤方——生梓白皮（一升）缺药：生梓白皮清热利湿，热重可以桑白皮代，湿重可以茵陈代。

疗效反应估计在程度、速度上要打折扣。

如药性有流弊时，选择变通药。

逍遥散——北柴胡：血亏气郁而有气易亢者，欲取其疏肝宣透但又恐其升发太猛时，用竹叶柴胡、南柴胡、银柴胡，甚至川楝子替代。

七、煎服的落实保证

煎服是实现有效治疗的最后环节，也是中医因小失大最多的地方。

因为多数患者都是煎药的外行，所以煎不得法时常会成为降低疗效的隐性杀手，有时也是引起医生误判疗效的干扰因素。如：煎药当茶，时间太短，根茎、果实类药物的有效成分不易煎出；煎药煲汤，时间漫长，花叶、芳香类药物的有效成分容易丢失；先煎后下时间不当，代煎时间普遍不足，武火、文火掌握不准，都会产生类似的结果。

服药除饭前、饭后、饭间的一般问题外，服药的间隔时间也多不规范。慢性病，应一日服 2 次，要注意拉开距离，应间隔 8 小时以上，以早晚服或晚早服为宜；急性病，一日一夜服 3 次以上，应以 4 小时、6 小时左右为间隔时间，"周时观之"。

煎药与服药，以连煎混匀分服为宜。随煎随服，前后有成分不均之嫌。隔夜冷藏，能较好地保持药性。

八、复诊的动态比较

辨证论治不可能一步解决问题，尤其对复杂病情，分步求解是通行的做法。辨证论治是否正确，诊断思维只是重要保障，根本标准是治疗反应。

（一）治疗前后的进退比较

1. 病象的前后比较　首先是对原有病象进行治疗前后的增减观察，包括质的有无变化、量的增减多少；再对新现病象进行补充，并明确它们与原有病象之间有无先后因果关系。

2. 证素的进退变化　根据上述病象变化关系：① 首先分析是否取得近于预期的效果，以印证原有诊断是否正确。② 对有效结果，分析其所辨病证病因、病位、病机各有何进退改变。③ 对无效结果，重新系统审察病象，辨析其病因、病位、病机及综合病证。④ 根据新出现的病象，补充或修正其病因、病位、病机及综合病证。

（二）治疗效应的好坏评价

1. 效应的先后缓急　病理发展是有过程的，纠正病理也是一个动态的过程，疗效机制也要以动态的过程来认识。

病势动急者，可有一剂效、二剂愈的效果，慢性久病者，总体以缓慢取效为基调。因此，对病情的进退估计要与病情的浅深缓急相呼应。

病症产生有标本，病症消退也有先后，尤其是复杂病证新老兼夹，病症消退多有先后不一的过程。

如：小儿夏季热，发热、口渴、尿多、疲倦。属于脾虚受暑，气不布津，津不作汗。予清暑益气汤，必疲倦、尿多先减，尔后口渴渐减，尔后发热再退。西医直盯退热，不能根治。

2. 效应的方向顺逆　病症改变是病理变化的外在表现，病理变化有进退，病症改变有顺逆。病症的现隐与病理的进退并不是简单对应、平行变化的，必须从发病机制结合治疗机制去认识，去分析评价。

如：外感发热，伤寒表证，恶寒、无汗是寒郁卫表、邪克正气结果，发热、脉浮是卫气反抗、正抗邪气的反应。前者为逆症，其症甚一分则病势进一分，后者为顺症，其症减一分则病势退一分。即所谓外感发热"有一分恶寒，便有一分表证"，"身热必得汗出而解"。

又如"发热恶寒发于阳，无热恶寒发于阴"，阴经中寒"脉微浮者，为欲愈"；热郁胸膈，服栀子豉汤，得呕者欲愈；血蓄膀胱，"其人如狂，血自下，下者愈……桃核承气汤主之"，皆是其例。

3. 效应的量质动静　疾病在绝对的变化过程中，其病理发展是有量变与质变的不同阶段，因而也就有相对的动静状态。因此，其治疗机制也会有类似的量效积累与质效突变的过程。

* 慢性病变的治疗——"最后一张饼效应"，辨证合理充分，贵在恒治守方。
* 慢性转急性的两种类型：
慢病急发——痼疾兼卒病——病势加重。如哮喘发作，先治卒病，后治痼疾。
慢病转急——痼疾转活动——病势转轻。如尪痹转热痛，乘势利导，坚持治疗。
* 病后残遗的治疗——慢性邪气、正气不复，势缓慢图，不宜重剂。

九、验证的正反经验

打仗中有输赢，治病效有正反。正面固然可以印证诊断、总结成功经验，但反面效果更能发现漏洞、总结错误，修正理论、提升水平，甚至真正有所创新！所谓"失败是成功之母""一个反面教训，胜过十例有效医案"。

——治验之中，本有机体自复机制掺合期间，治疗是帮忙加力的作用；而误治之中，则更多的是不当干预的结果。

——对医生而言，治验案例只是对已有认识的肯定，而治误案例乃是对未知领域的发现。

仲师经文，累累列述误治反应及救治方法，正是善于总结正面、反面经验的成果。要勇于面对失败的事实，善于从教训中总结经验，才能提高创新。

第四节 辨证论治的病历设计

一、格式设计

以往的诊断格式不能适应中医重在辨证、辅以辨病的操作特点。为了充分反映中医诊断操作的客观规律，根据现实的需要与可能，兼顾今后的努力方向，笔者认为中医的诊断格式应本着先辨证后辨病、先中医后西医、先独立后综合的原则设计。

（一）诊察格式

1. 主诉

2. 病史 { （1）病者自述
　　　　　（2）医者审问

3. 体征 { （1）形色，神态
　　　　　（2）声音，言语
　　　　　（3）舌象，脉象

4. 一般背景情况

附：西医理化检查

（二）诊断格式

1. 独立诊断 { （1）病因诊断：病因1、2、3……
　　　　　　　（2）病所诊断：病所1、2、3……
　　　　　　　（3）病机诊断：病机1、2、3……

2. 证名诊断 { （1）主证
　　　　　　　（2）兼证

3. 病名诊断　{（1）中医病名
（2）西医病名

4. 暂定印象或预后诊断

（三）治疗格式

1. 治则治法

（1）治则——标本缓急，先后主次（大经大法）。

（2）治法——具体功效，按方类法（具体措施）。

2. 方药选择

（1）方剂配伍——方名、方架。

（2）加减合方——药对、核心。

3. 疗效预测——症状先后

4. 实际反映——对比检查

附：说明

1. 独立诊断，为辨证的最基本要求，尤其是病因、病所。

2. 证名诊断，为辨证的进一步要求。

3. 病名诊断，附于证名以后帮助辨证，为更高要求。西医病名不应忽略，中西双轨诊断不仅对满足临床需要有取长补短之效（中医辨证较繁，辨病虽简但不成熟），而且对中医病种分类的规范研究，以至今后的中西医结合的临床与基础研究，都将提供非常有力和难得的实例参考。

4. 复诊病历要注意前后的动态比较。

（1）一般项目——简化（性别、年龄、籍贯、地址等略）。

（2）其他项目——比较进退：原有病象的进退——有无新的病象出现；原有病理的进退——有无新的病理出现；原有治法的守与变——方药的加减与变更。

二、书写要求

（一）诊察方面

1. 总体上应如实记录四诊资料　按辨证的要求分清主次，有系统、有重点、扼要地填写，避免主次不分或有重复、遗漏。

2. 主诉的书写　要求重点突出，高度概括，简明扼要。

（1）须写症状或体征，不能用病名、证名代替：如写"感冒2天""风湿痹病反复发作3年""患肺痨9月"等，都是不准确的。

（2）一般只允许有1～3个：如"恶寒发热无汗1天"中的无汗就不应是主诉，因为无汗虽对辨证有意义，但它不是主要痛苦。

（3）要写清楚时间：每一主诉都必须有明确的时间，对于2个以上复合主诉应按主诉出现的时间先后排列，如"反复性咳嗽、咳痰30年""发热、气喘5天"。

（4）要简要描述主诉的部位、性质、程度等：如"阵发脐腹部绞痛""经常头晕""右肋下肿块""呕出蛔虫"等。

（5）应用精练的医学术语：如不用"心里想呕""晚上睡不着""肚子内有包"等，而应用"恶心""失眠""腹内肿块"等。

3.注意现病史与既往史的划分　现病史是就诊疾病从起病到就诊时病情演变与诊治的全部过程，以及就诊当时的全部自觉症状。既往史是指过去所患疾病的病史，包括既往健康情况，曾患过何种疾病及其诊治的主要情况。二者的时间界定主要是根据主诉所定病症及其所记时间为准，即主诉所述病症及其所记时间之内者属现病史的内容，主诉所述病症及其所记时间以外的其他疾病则属既往史的内容。

实际上现病史与既往史有时难以截然划分。因为现在与过去是相对的概念，现在就诊的疾病可能既往已经存在，而既往所患疾病现在可能并未消除，若所指为同一病症，属同种病史，便要将主诉所定的时间前推。

若临床就诊时的症状很多，孰为现在？孰为既往？则是确定主诉以划定病史界限的关键，另外，也要根据病情进行综合分析。

4.现病史的书写要求是系统、完整、准确、翔实　具体要求如下。

（1）要确切记录发病原因、发病诱因、发病缓急等，弄清与主要疾病有关的方面。切忌提笔就写"无明显诱因"，以防失实。

（2）应写明患者主要症状出现、加重、发展的时间，病史在1年以上者精确到季或月，1年以内者精确到旬或周，1个月以内者精确到天，1天以内者精确到时或分。

（3）入院前在其他医院的检查、诊断和治疗要详细记录（描述时宜加引号），尤其是检查内容及结果，治疗的药物、方法、时间及效果。要写具体就诊医院，不能写"当地医院"或"某医院"，以便于判定和评估检查其治疗水平及可信性。

（二）判断方面

中医病案书写中的诊断内容，应包括中医诊断和西医诊断，中医诊断又包括病名诊断和证名诊断。

1.独立诊断，为辨证的最基本要求，尤其是病因、病所　必须将四诊信息加以综合研究，找出各自的诊断依据，表述务求明确、中肯，避免粗略草率，或理论空泛而与实际脱节。

2.证名诊断，为辨证的综合要求　注意病证的兼夹情况，分清主次、先后，有重点、有次序地表述。

3.病名诊断，附于证名以后，帮助辨证为更高要求　若现存有几种病种，应按重要的、急性的、本科的在先，次要的、慢性的、他科的在后的顺序分行排列。

不能只满足于从教材所列举的名称中选取病名和证名，而应从临床实际出发，准确给疾病和证候下结论，所用病名和证名一般应以中华人民共和国国家标准《中医临床诊疗术语》所列为依据。

西医病名不应忽略，中西双轨诊断不仅对满足临床需要有取长补短之效（中医辨证较繁，辨病虽简但不成熟），而且对中医病种分类的规范研究，以至今后的中西医结合的临床与基础研究，都将提供非常有力和难得的实例参考。

4. 对具体病种不能当即明确时　可采用"××（症）待查""暑瘟待排""疫毒痢？"等印象形式，提示诊断范围，待病名诊断明确后，及时予以修正。

（三）立法方面

根据辨证提出治疗法则与方法，立法必须与辨证紧紧相扣。如患者为痢疾病，属虚寒痢，则立法应是温中散寒、健脾化湿。若除了主病，还有兼症，更应按辨证的标本先后缓急而立法，务使立法与辨证丝丝入扣而不相矛盾，更不能有所遗漏。

（四）处方方面

应根据立法而定处方，处方包括各种治疗方法，如药物、针灸、按摩等。选方既可用成方加减，也可以自己化裁、制定新方。不论古方、今方，必须在辨证立法的指导下，精确地处方用药。

除以上四个主要方面外，患者的一般情况、辅助检查、医嘱、医生签名、日期及其他有关情况都应详细准确地记录。

三、病历示范

病历示范以姚氏门诊病历格式为例。

（一）初诊病历格式（详见图 2-1，表 2-1，表 2-2）

图 2-1　初诊病历格式

表 2-1 中医诊疗记录甲表（初诊）

号：　　次：　　姓名：　　性别：　　年龄：　　婚否：　　职业：　　籍贯：　　住址：

形色		舌色		声音		脉候	
病历证候	病　者　自　述			审　问　所　得			
	素好			治疗经过			
诊断	病　原		病　所			主要次要	附病名
	六淫或七情兼夹	虚实	经脏器官	表里	气血营卫		
	按语						
主要治法							
处方							
效果	推测						
	事实						
附记							

医师：　　　　　　　　　日期：　　　　　　　　　节气候：

表2-2　中医诊疗记录甲表（初诊）

号：1329　次：1　姓名：谭培元　性别：女　年龄：49　婚否：已　职业：职员　籍贯：南昌　住址：市二纬路25号

形色	黄	舌色	白	声音	平	脉候	细弦右更甚

病历证候	病 者 自 述	审 问 所 得
	服1953号方（7月18日）一剂，前天发热甚高，昨退，咳，有痰、浓白，渴干，引脘痛，气不续	大便见润畅、不热，小便见清长、不热，不欲食，心跳减，间咳白痰，目眩
	素好	治疗经过

诊断	病 原		病 所			主要次要	附病名
	六淫或七情兼夹	虚实	经脏器官	表里	气血营卫		
	血亏风热	虚	心胃	里	气血合病	血亏为主	血亏风热
	按语	心血亏风热					

主要治法	养血兼清风热

处方	风僵蚕三钱　　　　蛤粉炒阿胶珠三钱　　　生石决明三钱 瓜蒌壳一钱　　　　瓜蒌仁三钱　　　　　炒子芩一钱半 蛇胆陈皮末二支　　研牛子二钱　　　　　白芍二钱 晚蚕沙二钱　　　　西党参一钱半

效果	推测	目胀头眩减，咳痰减
	事实	服三剂，目胀头眩减

附记	

医师：姚荷生　　　　　日期：1953年7月21日　　　　　节气候：

（二）复诊病历格式（详见图 2-2，表 2-3，表 2-4）

图 2-2 复诊病历格式

表2-3　中医诊疗记录乙表（复诊）

号：　　　　次：　　　　姓名：

形色		舌色		声音		脉候	
证候增减							
诊断	病　原　进　退		病　所　进　退		主要变更	附病名	
治法变换							
处方							
效果	推测						
	事实						
附记							

医师：　　　　　　　　日期：　　　　　　　　节气候：

形色		舌色		声音		脉候	
证候增减							
诊断	病　原　进　退		病　所　进　退		主要变更	附病名	
治法变换							
处方							
效果	推测						
	事实						
附记							

医师：　　　　　　　　日期：　　　　　　　　节气候：

表2-4 中医诊疗记录乙表（复诊）

号：1319　　次：　　姓名：万时健

形色	黄瘦	舌色	舌转红	声音	平	脉候	左仍弦有力 右弦略平

| 证候增减 | 痰除，咳除，脘下热胀痛，口苦涩，大便由黑而多转黄软，语言不畅，心跳，唇干，小便深黄不利、不热，肾囊（肿） |||||||

诊断	病 原 进 退		病 所 进 退		主要变更	附病名
	热痰湿浊瘀积		肝肺脾肾		热瘀浊	肝乘肺，单腹臌

治法变换	苦降

处方	瓜蒌（打）仁三钱　　瓜蒌壳二钱　　小云连二钱　　京半夏三钱　　花大白二钱 北柴胡三钱　　　　石膨子二钱　　煅石燕三钱　　胡黄连三钱　　鸡内金三钱 焦山楂三钱　　　　大腹皮二钱　　当归芦荟丸三钱

效果	推测	大便黑热畅，小便希望长，腹见软
	事实	服三剂，大便每天药后色黑一次软畅，继深黄成泡

附记	嘱另请高明

医师：姚荷生　　　　　　日期：1953 年 7 月 27 日　　　　　　节气候：

形色		舌色		声音		脉候	

证候增减	

诊断	病 原 进 退		病 所 进 退		主要变更	附病名

治法变换	

处方	

效果	推测	
	事实	

附记	

医师：　　　　　　　　日期：　　　　　　　节气候：

第三章　中医辨证规范

第一节　中医诊察操作规范

一、四诊指标分类

收集病情资料，要避免遗漏和散乱，就必须对各种诊法的可取信息进行特征的系统分类，以便临证提示医者主动观察、收集有效信息。

对特征分类的系统学习，还要掌握各特征的基本诊断意义，才能发挥综合参考、灵活判断的作用。

详细内容可温习中医诊断课程和四诊技能实训课程。下面仅就特征的分类方法及其基本意义举例示范如下。

（一）望诊——色诊方法

1. 察色须分色调、色泽与色位　色调只能知其六气之偏性，五脏之偏亢；色泽与色位乃关乎病机之虚实、病所之浅深、病程之远近及病势之进退等。

（1）色泽——色分明晦泽夭，病别轻重胜败：色有光泽，光明无形，属阳主气，润泽有象，属阴主血。气分浅而血分深，阳易复而阴难填。

＊病色光明润泽者病轻——光明者，为阳气未困；润泽者，乃阴血未伤。

　　　　　　　　　　——病必浅在阳分，气血均未受太大妨碍，病势自然较轻。

＊病色晦暗者病重——晦暗者为阳气已被困阻，阴血因之受累。

　　　　　　　　——邪已涉及阴分，气血均已受伤，病势必重。

＊病色枯槁者病难——枯槁者，乃是阴血已耗，病必难复。

＊晦暗且枯槁者病败——晦暗因实致虚、邪实为主，若及时救治得当，正尚有望调复，若再失润泽而现枯槁者，则正伤不止于阳气，阴血也已耗损。邪胜正败，关乎生机之有无、生命之安危。这已不只是病势轻重，而已关乎凶吉问题！

附：明晦与润枯的相兼性问题

＊光明者未有不兼润泽——正能胜邪，病较轻浅，阳气在先、阴血在后。

＊晦暗与枯槁则未必相兼——大致前者主邪实太盛，后者主正虚已深，候病势皆重，但病机不同。

＊晦暗与枯槁一旦相兼——邪胜正败之机显露，病易走向死亡转归。

（2）色位——色分浮沉聚散，病别浅深远近

＊色浮——色浅浮于肤上——正气照常，运行外达——病邪表浅，未扰气血。

＊色沉——色深着于肤下——正不抗邪，难以外达——病邪深入，气血受阻。

此色之浮沉与脉之浮沉实出一理尔。

＊色散——色气弥漫，边际不清——初感病邪，尚在气分，邪入未稳。

＊色聚——色聚一处，隐有定界——抱病已久，渐及血分，与有形之物相结。

以其测病之久暂，毋宁鉴别病之有形无形、气血之流散滞结。

色变于面：

＊病之浅者，与分部关系不多——应无形之邪气，其色散漫无定。

＊病之深者，有显著分部关系——应于有形之脏器，其色沉着抟聚。

（3）色位——色为上下内外，病别高下中外。

＊基本关系——上竟上，下竟下，外亲外，内亲内。

与内脏躯体大致的映射关系（与寸口脉位分部相似）：纵向：上病候上，下病候下，中病候中。横向：脏候中央，腑候两侧，体候边缘。

《灵枢》认为：自额而下阙庭上属咽喉之部分；自阙中循鼻而下鼻端，属五脏之部分；目内眦夹鼻而下至承浆，属六腑之部分；自颧而下颊，属肩背之部分；自牙车而斜下颐，属股膝足之部分。

＊临床还有左右浓淡偏胜，左右先后蔓延，互相转移的现象。

一般倾向：左为血分，右为气分；由左及右为血病及气；由右及左为由气及血。

例如：女子内伤血分病多，肝经血热往往左颊偏红；男子外感气分病多，气分有热往往右颊偏赤。

＊另有病虽入某脏，其色不现于本部而现于他部者，此又当结合五脏生克、脏腑出入，以分属关系加以分析。

（4）色调——五色须分五运六气：五脏应主五色——五脏应五运，五运应五色。青为肝木，赤为心火，黄为脾土，白为肺金，黑为肾水。

六气变动五色——六气太过为淫，足以干扰气血而色为之变。寒色常滞——气血为之不扬也；湿色常黄——气血为之化浊也；热色常赤——气血熏蒸，灼而然也；风随所夹之寒热不同而为淡为红；湿亦视其所夹之寒热不同而或明或暗；热极化火而深入血分则焮赤肿急；寒甚湿毒而深入血分则或青或黑。

若内伤正虚有邪，其所显略有所异同。

＊阳虚气弱者——易从寒化。有风则青白，有寒则淡白，有湿则萎黄。

＊阴亏血少者——易从热化。火热则颧赤，内燥则色枯。

五色选用规律：

＊五色偏亢分候五脏之病——必定是重病、久病，病势已深入到五脏本质的境地，才会出现"脏真"之象。临床并非常见。

＊六淫干扰气色之变——则在轻症、初病，病势尚未深入五脏者即已出现。即外感初病，先犯络脉，先扰气血，其五色变化仅仅反映六淫客气与气血的关系。临床十具八九！

（5）色调——五脏主色须分平病生死：五脏应主五色，有平病生死之别，差异之大，不能不别。

　　＊五脏平色：

　　平人五脏调和，五色调匀——淡黄隐红之色。

　　常人脏气禀赋有偏——五脏偏色之象。

　　生于心——如缟裹朱。

　　生于肝——如缟裹绀。

　　生于脾——如缟裹瓜蒌实。

　　生于肺——如缟裹红。

　　生于肾——如缟裹紫。

　　＊五脏病色：五色有偏，且必因病变影响胃气之冲和，不能包裹内含而彰然暴露于肤上。如色青如翠羽，或赤如鸡冠，或黄如蟹腹，或白如猪膏，或黑如乌羽；又如色青如草兹，或赤如衃血，或黑如煤烟者，或黄如枳实，或白如枯骨，皆呈独亢而不藏之病色。

　　＊病色生死：患者五脏失调，轻重不同，而有病色生死之异。

　　以光泽好坏别之：

　　前五色，病中主生之色：

　　——如翠羽，如鸡冠，如蟹腹，如猪膏，如乌羽者。

　　——虽暴露而有光明润泽之象，病虽重而气血俱存。

　　后五色，病中主死之色：

　　——如草兹，如衃血，如枳实，如枯骨，如煤烟者。

　　——皆不仅暴露且失其润泽，两者俱亡，谓之真脏色见。

　　辨生死之大要：含蓄明润为平人之正色，暴露明润为病中之生色，暴露枯晦为病中将死色。

　　2. 察色须知动态进退　观察面色：即要知其一定之征象，还要究其变动之趋势——察病于机先，把握其进退。

　　（1）色泽变化：色之由显而晦，则知邪有由外入内之势；色之自浊而清，则知病有自里达表之机。

　　（2）色位变化：色之上下内外的移动趋向更能显示病变动态之趋势。

　　例如：湿邪为病，色现沉浊晦滞者，可据色素的上下内外移动，测定其发展之顺逆——是"病益甚"还是"病欲已"。

　　＊色素从外向内为病邪自外入里，由轻而重。

　　＊色素从内走外为病邪自里达表，由重而轻。

　　因为人身上清下浊，清灵之区，不易容邪，故面部色素逐渐下行，病势在好转；反之，自下上行，是病邪从浊阴地带逐渐上冲，则非良好征兆。

　　3. 察色须能综合变通

　　＊色调、色泽、色位虽各有特征而各候其病，但彼此之间本是统一相关联的，言分用合，才能互相启发，由常而达变。

　　（1）五色主病而六淫相兼，则色有混杂

　　＊风夹寒则淡青，风夹热则隐红。

* 湿夹寒则淡黄暗滞，湿夹热则黄赤垢腻。

* 凉燥则薄而枯滞，温燥则隐红急薄。

（2）色泽色位，病机病位以类相似而有特定关系

* 病之浅者，色多浮薄，薄多清明，清多弥散——散漫不定则分部不确。

* 病之深者，色多厚沉，沉多暗滞，滞多团聚——聚有界限而分部较显。

（3）色调、泽与位三者，候病既有侧重，也互有变通

* 颜色侧重病因——但又有淡微主虚，浓主实之常例。

* 色位侧重病位——但又有满面充斥主邪盛正实，局部暴露主正虚邪贼等一般趋势（阳明实热面合色赤、肺肾虚热两颧潮红）。

* 色泽侧重病机——但又有如下大致倾向：明亮多关乎风、热阳邪，暗滞多关乎寒、湿阴邪，湿热熏蒸而黄明如橘子色，湿沉着而黄晦如烟熏色等。

（4）病症有真假，色诊有常变

* 寒邪外来而郁阳夹热，其面赤缘缘而怫郁不彻。

* 阴盛格阳，其面赤足冷。

* 热深厥深，其面青唇红。

* 暴感寒湿、郁遏太甚而初病即见晦滞之色。

　　——此皆色中之变也。

* 久病神散——反现浮光之象。

* 虚劳瘦削临近死亡——现锡光。

* 阴虚火旺肺痨，其阴被逼外泄——油光满面。

　　——此皆为反常之假象。

（5）病症有隐显，色脉须合参：色诊，如同脉诊一样，各有长短，应该互补合参，才能诊断全面。

前人指出：新病脉夺，其色不夺；久病色夺，其脉不夺；色脉不夺，新病易已；色脉俱夺，久病难治；善色不病，于义诚当，恶色不病，必主凶殃；正病正色，为病多顺；病色交错，为病多逆。此皆有据之言。临床若能冷静耐心地加以观察验证，自能发现其中道理。

如：有不少内在瘤疾（癌瘤、心血管疾病之类），有长期潜伏或潜在发展的前期过程，此时临床并无显著痛苦病症，但很早却会出现不良的病色或病脉，然往往不会引起足够重视，待到病症暴露或体检发现，多属中期、晚期而积重难返。

总之，临床应用色诊，不能急功近利地只求一时之验，还应注意客观纪实、多方求证，否则不能真正领会《黄帝内经》强调的"能合色脉，可以万全"之意，乃是就平病生死重大界限或长远预后而言。

（二）闻诊——声音特征

1. 定性　所入、所出——咳、喘、息；呕、噫、哕；嚏、鼾、哈；吟、哑、语、叫、歌等。

2. 定质　清浊、缓急——清扬、混浊；迟缓、急迫。

3. 定量　强弱、高低——有力、无力；高亢、低沉。

4. 定时　疏密、续断——密集、稀疏；连续、间断。

以咳嗽为例：咳声有力为实，无力为虚；高亢为火与气，低沉为水与寒；清扬为燥与热，混浊为湿与痰；迟缓为湿与痰，急迫为火与风；密集连续为急性相搏，稀疏间断为慢性残留；若在颈上为病在咽喉，若在胸中为病在肺膈。

如所附案例六中患儿咳嗽 1 个月余，但仍咳声紧，鼻塞，且一般流清涕后开始咳嗽，咳嗽以下半夜为主，若晚上没有咳嗽，晨起就会咳嗽，上述症状均支持患儿此次咳嗽有寒邪因素存在。

（三）问诊——问病方法

问诊最广，问诊最杂，问诊最要，问诊最活。医者经验差别最显著的标志，就是问病的生熟程度。

如前人立有十问歌，以为问诊题录之大概。

> 一问寒热二问汗，三问头身四问便，
> 五问饮食六胸腹，七聋八渴俱当辨，
> 九问旧病十问因，再兼服药参机变，
> 妇女尤必问经期，迟速闭崩皆可见，
> 再添片语告儿科，天花麻疹全占验。

后来医家也有所修改，以求更适用于实际。笔者认为修改如下更较系统全面。

> 问诊当先问一般，名性岁籍住何干；
> 一问寒热二问汗，三问头身四胸腹；
> 五问饮食六二便，七窍八味起寐辨；
> 九问旧病十问由，再将诊治参机变；
> 经带胎产妇必问，个人家史皆可鉴；
> 小儿产乳接种史，疹痘惊食皆占验；
> 病虽万变非一端，象处情由纲纪全。

然病有万变，问非一端，十问歌虽列大概，但不足以概万病，也不能尽医所需。临证必循患者所告，分清主次，于有序之中，更能详其关键地问所当问。否则漫无边际，难得要领，所问所答，难得归属。

姚国美先生依问诊目标而列问病处、问病象、问病情、问病由四大方面作为提纲，较能浑括万病问诊共性，可为问诊示范程式。

病处者，部位之所属也——多关乎病位。

病象者，证状之所显也——多关乎病机。

病情者，乃喜恶之不同——多关乎病机。

病由者，乃受邪之所自——多关乎病因。

盖人本平和，转而乖乱，必有所因，人身部位，各有所主，病邪中人，必有所着之处，病之所扰，气血失和，必有所苦。

风中太阳，头痛连项；风袭厥阴，痛在颠顶。因其所着不同，则知其脏腑、经脉之所属各异，病处之宜问有如此者。

气血安和，阴平阳秘，现状自得其常，喜恶自得其正。病邪扰人，必有所偏，如脾胃偏寒，腹痛吐泻，脾胃偏热，腹胀烦渴。病象之宜问有如此者。

病情则偏热者喜冷恶热，偏寒者喜热恶冷。其所喜者，必其所不足也；所恶者，必其所有余也。因其现状喜恶之殊，则知其邪正虚实之辨，病情之宜问有如此者。

无病之人，脏气充实，腠理固密，病邪虽厉，无隙可乘。其所以能侵犯者，或因腠理空疏，病从外受，或因脏气不调，病从内萌，或为饮食、汤火、金刃、虫兽所伤，病从不内外得，询知其因于外者，宜治其标，因于内者，宜治其本，因于不内外者，则随其所受，分别缓急而治之。知所自来，才能明所自去，病因之宜问有如此者。

以上仅就四端，举例为证，其实凡属病证，莫不同此，善问者以类推之，便能曲尽其变。

《十问歌》中，问头身与胸，即病处之一端也；问汗便，即病象之一端也；问寒热、饮食与渴，病情之最显；问旧病经期，病因之所系。故十问歌说问虽多，也不过是对问诊必问病处、病象、病情、病由四大方面的有限举例而已。实际的内容，还是要依患者主诉之不同，各循病处、病象、病情、病由之所宜而灵活拓展。

作业：请各收集一份病例记录，说明临证问诊的实际思路。

（四）切诊——脉象特征

1. 脉象特征分类　《重订诊家直诀》周学海论脉象提纲："夫脉有四科，位、数、形、势而已……盖求明脉理者，须先将位、数、形、势讲得真切，便于百脉无所不赅，不必立二十八脉之名可也。""位数形势者，正脉之提纲也。位即三部九候也……数以纪其多寡也……挺立于指下而静者，形也……起伏于指下而动者，势也。""微甚兼独者，变脉之提纲，即体察形势之权衡也。""位数形势，四者为经，更纬之以微甚兼独，百病之虚实寒热，全以此八字上分合剖析。"

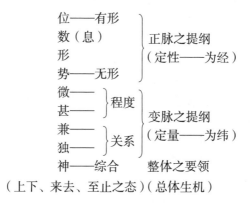

大分：位、息、形、势。

细分：十二特征：

脉位——上下、浅深、左右。

脉息——迟数、缓急、匀歇。

脉形——大小、长短、曲直。

脉势——强弱、松紧、利滞。

综合：脉神——脉动旋律、韵律、神态——由位、息、形、势复合构成——神

韵（如书法）

三个基本要领：胃、神、根——从来去续止的动态势头中看！

有胃气——冲和不顶不塌。

有神气——起止清晰匀整。

有根气——起落有续有回。

整体的多样状态，犹如千人千面，形意合象，难以尽言。如洪脉，不仅大，且有来盛去衰的起伏差异。绝脉，如虾游、如屋漏、如釜沸等。

（1）脉位：即脉动显现的部位特征。具体包括上下、左右、浅深等要素。

1）上下（分部）：即根据上竞上、下竞下的原理，将寸口脉沿腕肘方向分为寸、关、尺三部（纵向）。上下关乎气血之升降，反映病位之上下。如寸部候胸膈以上，尺部候腰脐以下，关部候膈脐之间。

2）左右（分手）：即根据左亲左、右亲右的原理，将左右两手寸口脉分别对待（横向）。左右关乎气血之偏注，反映病位之偏侧。如左脉候身之左侧，右脉候身之右侧，两脉候身之中央。

3）浅深（分层）：即根据浅候外、深候内的原理，将寸口脉沿皮肤与筋骨之间分为浮中沉三层。浅深关乎气血之出入，反映病位之表里。如浮部候躯壳，沉部候内脏，中部候胸腹腔。

附：寸口分部

根据独取寸口和分部对应原理——两手寸口，三维分部，映射全身，具体分为六脉分部与寸口三部九候分部，这里仅介绍六脉分部。

六脉分部在不同的历史文献中，有不同的脏腑对应方法，但五脏在左右寸关尺的对应，则基本没有大的冲突（以《医宗金鉴》较为公允，见表3-1）。

表3-1　常用寸口三部分候脏腑

寸口	寸	关	尺
左	心 膻中	肝胆 膈	肾 小腹 （膀胱、小肠）
右	肺 胸中	脾胃	肾 小腹 （大肠）

口诀：左手心肝肾水，右手肺脾命火；腑器上下相应，腑经表里相从；三焦分配三部，左右同步相属。

（2）脉息：即脉动出现的时间特征。具体包括快慢、齐乱、缓急等要素。

1）快慢（频率）：即脉搏在单位时间内的跳动次数。快慢关乎气血之动静，反映病性之寒热。如脉迟为寒，脉疾为热。

2）齐乱（节律、间歇）：指脉动间歇的匀整程度。齐乱关乎气血之交接，反映气血之协和与否。如数中一止为阳气阻，迟中一止为阴血结。

3）缓急（传导速度）：指脉波的起伏传导速度。缓急关乎气血之逆顺，反映病势之缓急。如病进欲传脉躁急，病退欲止脉和缓。

（3）脉形：脉动应指的形态特征，具体包括大小、长短、曲直等要素。

1）大小（宽度）：指脉动应指的径向范围（管径的宽窄）。大小关乎气血之充盈，反映正邪之盛衰。如正盛邪实则脉大，邪衰正伤则脉小。

2）长短（长度）：指脉动应指的轴向距离（管道的轴长）。长短关乎气机之行程，反映阳气之亢卑。如阳气条达则脉长，阳气抑郁则脉短。

3）曲直（弯曲程度）：即脉道应指的曲直程度（脉道的路径）。曲直关乎气血之路径，反映阳气之行住。如肝阳化风则脉挺直，痰阻经遂则脉道曲。

（4）脉势：即脉动应指的势态特征，具体包括强弱、紧松、利滞等。

1）强弱（力度——心脏泵力）：即脉搏鼓动的力度。强度关乎气血之强弱，反映病机之虚实。如有力者邪气实，无力者正气虚。

2）紧松（紧张度——管壁张力）：即脉管绷紧的软硬程度。紧松关乎气血之刚柔，反映病机之亢抑。如肝气有余则脉紧如弦，脾气不振则脉软如绵。

3）利滞（流利度——血流畅度）：即脉波往来的通畅程度。利滞关乎气血之往来，反映气血之畅否。如热气有余则脉畅利，气滞血瘀则脉滞涩。

（5）微甚（脉量）：即脉象各特征要素量的程度多少。

微——稍微；甚——极甚。量变中蕴涵着质变。

如：脉位浅：浅——脉显于皮肤；稍浮浅——脉显于皮下肉上；浮甚——脉显于皮肤之上。脉息快：数——一息六至左右；稍数——一息五至左右；数疾（极）——一息七至以上。

（6）兼独（关系）：指脉象要素（位、息、形、势）相互之间的关系。兼为兼夹，独为独现。

脉象的位息形势不是彼此孤立的，而是呈立体交织关系。任何一个具体的脉搏都有位、息、形、势四方面的特征，而位、息、形、势各特征要素不同变化的组合就构成了千差万别的平病脉象，但不同脉象（病脉）在不同方面的变异程度又是不平行的。

1）兼夹关系

如：阳脉——浅、快、大、实——阳热亢盛
　　阴脉——深、慢、小、虚——阳气衰微

2）独现关系

如：脉但浮——仅显露部位过于表浅 ⎫
　　脉但弦——仅管壁张力过强　　　 ⎬ 形象之独
　　尺独沉——仅显于尺部 ⎫
　　关独弱——仅显于关部 ⎬ 部位之独

总之，任何一个具体脉象（患者脉搏、成熟脉名）都是位、息、形、势在微甚、兼独上的特定组合。因此，学会从位息形势、微甚兼独上分析和描述脉象，是掌握脉诊的思维方法（基本心法）。

（7）脉神：指脉象位、息、形、势变化的综合神韵。

脉神主要通过脉搏在往来过程中的连续变化趋势来体会，其有往来上下之势、内外之势、至止之势等，故神韵变化很多，但集中表现在脉之胃、神、根（气）三方面。

1）脉之根气——脉搏上下、内外的标本状态。

脉之上、外为标部（阳），下、内为本部（阴）。

本部充实有力，为有根气（阴阳固密），本部空虚按之无脉，为无根气（阴阳离脱）。

意义：反映肾之先天（精）的存亡（肾主藏，为五脏之根）。

2）脉之神气——脉搏至止的清晰状态。

脉之至为阳，止为阴。

至止分明、匀整有节，为有神气（阴阳顺接），至止模糊、紊乱无序，为无神气（阴阳逆乱）。

意义：反映心之大主（神）的存亡。

3）脉之胃气——脉搏往来的冲和状态（连续渐变性）。

脉之由来渐去为由阳转阴，由去渐来为由阴转阳。

往来变化从容和缓、柔顺圆滑（应指冲和无偏颇之感），为有胃气；往来变化骤促断续，生硬僵直（应指冲突不顺之感），为无胃气。

意义：反映（脾）胃之后天（气）的存亡。

2. 二十八脉体象的特征分析　另见附表1。

3. 二十八脉主病的一般意义　另见附表2。

另可参考姚荷生"脉诊综述"（《三年来中医药实验研究》）自学。

二、四诊合参运用

（一）基本原则

四诊只是获取病象信息的方法与手段，不能直接或唯一地映射病理本质。如腹中隐隐作痛，营虚不荣、阳郁不畅、湿阻轻证等皆可引起。任何一种诊法都不可能汇集疾病的所有信息。

如有脉病色不病者，有色病脉不病者，有色脉病而无症状者，有病症而色脉平者，有脉先于症者，有症先于脉者。疾病病理变化的区域性与夹杂性使病象表现错落不均，不相平衡。

各种诊法都有其不可替代的作用与地位，都有自己独到的区域与优势。举例如下。

1. 望诊

望形色——较能反映体质背景、整体情况和有形病变。

望神态——较能反映秉性背景、生机状态和心因病变。

望局部——较能反映占位性疾病、局限性疾病、特异性疾病。

2. 闻诊

闻声音——较能反映气机性异常的病变。

闻气味——较能反映气化性异常的病变。

3. 切诊

切脉——较能反映内脏气血的活动与分布状态。

查体——较能反映脏器、体窍的形质变化。

4. 问诊

问现症——较能反映自觉性病痛、无形性、功能性病变。

问历史——较能反映疾病的变化过程、既往的身体状况、生活情况等。

问其他——利用患者视觉、听觉、嗅觉、触觉，间接了解当下无法直接观察到的形、色、音、味等病象。

因此，原则上说，没有任何一种诊法是万能的。脉诊、舌诊虽为中医特色与优势，但也不可仅凭脉断病、凭舌下药。

四诊合参是基本原则，因病侧重是可以的，擅长而多用是允许的，但不能排斥与他诊的参照与综合。

（二）一般规则

1. 尽其所有，多方收集各诊信息，充分占有资料。

2. 以问诊为中心，以主诉为线索，以时间为节点，连接、嵌入其他突出病象，初步勾画其疾病历程。

3. 以主诉、突出病象为起点，以诊断目标为引导，按关联性大小，重新分类已有的四诊信息，建立关联群，找出鉴别点。

4. 根据鉴别情况，对满意度不够的病象点，选择关联度较大或可行度较高的项目，重点诊察、深入搜索。

5. 对仍不能找到直接旁证的病象点，拓宽选项范围，直到证据链有效形成。

如：发热不食：

发热——问恶寒与否、汗出有无、切脉之浮沉、问起病缘由等。

不食——问脘腹有无不适、探大便如何、问平素饮食习惯等。

（三）特殊技巧

1. 充分发挥自己所长的诊法，可以优先切入，重点观察。

2. 根据疑似病种、病证的一般现症规律，选项优先切入，重点观察。

3. 多方探寻，积累间接旁证，借助西医，启发灵感，创造鉴别新点。

（四）注意事项

1. 要注意自己诊察的有限性与误诊率——注意经常校正诊察信息 如切诊、问诊等。

2. 要注意自己判断能力与知识的局限性——注意经常查阅资料、丰富知识库 如病因有远近、现隐不同，现症有多寡、先后之异。

3. 其他 对目前诊察信息一时无法满足需要的情况，可采取假定试探诊断或密切观察待定的办法。如根据常发性、危重性排队。

三、病象资料分类

对已收集的各种病象资料，要进行归类关联，再进行鉴别使用，必须注意如下情况。

（一）病象资料诊断指向的一致性和多向性

所汇病象资料在诊断意义的指向性上，会因病证类型的简单与复杂出现一致与不一致的情况。大体可分为以下三种情况。

1.诊断意义的指向一致　往往是病证单纯，故表现一致。如麻黄汤证。

2.诊断意义的指向多向　往往是病证夹杂，故表现各有所指。如麻黄升麻汤证。

3.诊断意义的指向相反　往往是病有真假，故表现表面相反，实质一致。如白通汤证。

附："脉症不符"的问题现象

回顾医史，有关"脉症不符"的问题，始自《黄帝内经》《伤寒杂病论》《难经》《脉经》等就有论述，经典常以"脉症不应"提及，且关乎辨证论治与预后判断，但从未提出"脉症从舍"之说，相反却常常强调脉症合参，"脉症从舍"理论是到了明代才正式形成的。明代张介宾在《景岳全书》中首列"从舍辨"一节，谓："凡治病之法，有当舍症从脉者，有当舍脉从症者……凡见脉症有不相合者，则必有一真一假隐乎其中矣。"此后，诸多医家沿袭其说，提出大凡脉与症相应为顺，脉与症不相应为逆。而脉与症不相应者，必有一真一假，症真脉假则舍脉从症，脉真症假则舍症从脉。然验察于临床，"脉症不符"实有相异、相反和互为真假之不同。

1.脉症相异　仅指脉症的诊断指向未能相同，说明病变夹杂。如脉象浮紧而脐腹胀痛者，脉象显示表寒，腹征显示里热，实乃风寒外束，积热内发，内外相引，表里同病是也，可与厚朴七物汤或桂枝加大黄汤，表里双解。

2.脉症相反　则指诊断指向完全对立，说明病变夹杂而更有逆机存在。如寒热身痛而脉反沉微者，症显示外实，脉显示里虚，实乃风寒外犯，阳气内亏，邪实正虚，病势欲陷是也，不可发汗，需急与四逆汤辈，先救其里；脉见起，若身痛不除者，再与桂枝汤攻其表。

3.脉症相假　指脉症看似相反，实际相通，即以假象的特殊形式反映同样的病理本质，说明病虽单纯，但已走向极端发展的危重阶段，其与脉症真正相反的夹杂病变完全不同，应严格区别。如身发高热，面红气粗，脉反沉微欲绝者，身大热为实热之征，脉沉微为虚寒之象，但其身大热反欲得近衣，则知为假热，其乃真寒假热之危重证，绝对禁用汗法，急当与通脉四逆之类，重用生附子、干姜，反佐猪胆汁，温通潜降，回阳救逆。

可见脉症不符要分别三种情况，不宜混同。因为脉症相异未必相反，相反才有顺逆，而脉症相反未必就互为真假，因为却有病证本质寒热虚实错杂相间，脉症各显一端而呈相反相成者，而互为真假并非寒热虚实错杂相间，而是病证本质一致，只是脉症有看似相反的情形。

（二）病象资料诊断地位的差异性与正反性

1.普遍性资料　对许多病、证都会出现，无个别诊断意义，但对大类的判断有普遍意义的资料临床多称为伴症。如外感病多有发热，特别是阳经受邪，终必发热。发热一症可以反映的大类是外感病，但单从发热判断伤寒还是温病就比较困难。又如大小便异常往往是诸多疾病的共有表现，对证候的诊断只能起到辅助作用。

2. 必备性资料　为某病某证诊断所必备的，否则诊断不能成立，临床把这些症状称为主症。如太阳伤寒，必恶风寒；太阳蓄水，必小腹胀急；阳明腑实，必不大便；阳明发黄，必小便不利。那么以上相应症状，对这一个证候来就说，就是必备性资料，可称为主症。

3. 特异性资料　仅见于某病某证而不见于其他者（但未必一定出现），一旦出现，具有决定性意义，临床把这些症状称为谛症。如太阳伤寒，脉阴阳俱紧；太阳蓄水，渴饮欲吐；阳明腑实，脉沉实大；阳明发黄，身黄如橘皮。这些症状的出现，对上述证候的诊断有决定性意义，故称为谛症。

4. 偶然性资料　某病、证中出现概率少，可见可不见，随个体条件而定者，虽无直接的确诊价值，但从其能否被兼容，可以作为辅助诊断，这些症状临床称为或然症。如太阳伤寒的或咳或喘；太阳蓄水的发热脉浮；阳明腑实的目睛不和；阳明发黄的大便反溏。这些症状对上述证候的诊断没有直接确诊价值，但也相容于上述诊断，又称之为或名症。

5. 否定性资料　对某病、证不应出现，一旦出现，即具有否定意义，临床称为反现症。如状如太阳伤寒，脉反沉迟；状如太阳蓄水，小便自利；状如阳明腑实，初硬后溏；状如阳明发黄，小便却畅利，且有精神如狂。这些症状的出现，基本可以否定前面证型的可能，故称之为反现症。

作业：试对病象资料诊断地位的差异性，参照上述另举例证说明。

第二节　诊断目标及其体系

一、中医辨证诊断的目标

通过疾病现象确认病理本质是诊断的总目标，病变本质应具体从哪些方面去把握则是指导辨证的具体保障。在此方面，如果概念不清，就会思路混乱，辨证不精。

前面提到的《中医诊断学》中的辨证七步骤，实际上就是对辨证诊断目标的系列表达。我们联系临床实际加以修改，大致可以明确为以下具体目标。

1. 判明病理三要素　明确病变所属的病因、病位（所）、病机。

2. 理清要素综合关系　理顺病理三要素之间的具体联系与整合构架。

3. 概括总体病证名称　大体确定实际病例应属的相关病证名称。

4. 辅以辨病审查病势　综合评估疾病的进退、顺逆及凶吉等总体趋势。

附：暂定病症印象——在诊断尚难明确时，确定疾病的核心征象，作为暂定结论。

总之，应根据发病原理，确定诊断目标，克服诊断的盲目性和片面性。其中，最基本、最核心的问题是抓住病因、病位（所）、病机这三项核心的病理要素。

对这三要素所包含的实质内容，理解是否全面与准确，将直接影响对诊断目标的主动把握，进而影响诊断水平的高低。因此，中医诊断有必要对其诊断目标的具体内容进行系统的梳理工作。

二、中医的病因分类体系

（一）定义

一切可以致病的因素，即致病因素，称为病因。

试问从中医看来，有哪些可以成为病因呢？

1. 有形之可见者　如食、虫、瘀、毒、屎。

2. 无形之不可见者　不仅包括六淫，而且包括情志欲望、起居习惯等。

3. 还有倒果为因者　如继发病因之痰饮、气郁、诸虚、医药之过。

特别注意：与西医病因观念比较，两者有根本差别所在。

（二）正纲

1. 外因　以外感六淫为主，包括疫气、秽浊、毒邪。

（1）六淫之气的阴阳属性区别

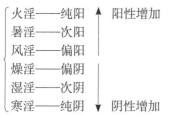

```
┌ 火淫——纯阳    ↑ 阳性增加
│ 暑淫——次阳    │
│ 风淫——偏阳    │
│ 燥淫——偏阴    │
│ 湿淫——次阴    │
└ 寒淫——纯阴    ↓ 阴性增加
```

（2）六淫之气与疫毒之气的关系：六淫，积蕴成浊；六淫，聚结生毒；六淫，交杂蒸变，则成疫疠。

疫毒不离乎六气，但绝不止乎六气，是六气的特殊组合体与衍化物。

2. 内因　不仅包括内伤七情（情志），尤须注意欲望、心境、饮食、劳逸、体质（似宜注意内六淫）。

3. 不内外因　内、外因皆可激发不内外因，以病理产物为主（痰、饮、水、瘀、石等）。

4. 其他病因　有虫、兽、伤、毒，还有药邪（偏性）、医过（失误）等因。

错用治法：误用方药、补益过失等。如误用、过用汗、吐、下、补等。

（三）变纲

1. 分远近——远因近因　如素有痰饮内伏，猝感风寒引动。

2. 分大小——大邪小邪　如大邪中表（伤寒），小邪中里（胃中冷）。

3. 分清浊——清邪浊邪　如清伤于上（伤风），浊伤于下（湿痹）。

4. 分标本——始因续因　如阴虚阳亢化风，阳微阴弦而发胸痹。

5. 分主次——主要次要　如风寒与寒风，湿重于热，热重于湿。

（四）兼夹

1. 六气的相兼 由于不同特性的病因相合，使其致病特性变得更加复杂多变、扑朔迷离。如风湿犯肺的感冒、寒风郁热的皮疹、寒湿闭热的膝痛、风寒湿热夹杂的头颈肿痛、湿热夹风的肢节痹痛。

2. 内外因相兼 由于不同来路的病因相搏，使病情出现内外夹杂、表里难辨、虚实难分的局面。如血虚受风的中风、寒风闭痰的胸痹、小儿伤风滞热的腹痛、产后受湿的腰痛。

3. 新老因相兼 如酒家伤风的头晕、失精家受寒的惊恐。

4. 因果的互致 如伤寒燥热伤阴，阴虚便结的三急下；温病湿热伤气，气虚湿蕴的低热不退；内伤痰热阻气，气滞痰壅的便秘息肉。

5. 旧病反复，诸因交加 如风夹诸气，内外相引，新老结合，先后转化，寒热夹杂等。

例如：老年人哮喘型支气管炎：

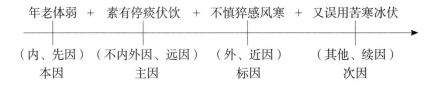

外感误治，风寒内陷，与痰饮相搏，闭阻胸阳，由鼻塞、流涕、咳嗽、发热转为胸痹、哮喘（胸痹突出者宜桂枝加杏朴合瓜蒌薤白半夏汤，哮喘突出者宜小青龙汤）。

三、中医的病所分类体系

（一）定义——病因作用的部位与地带，即受病场所称为病所

病所包括有定界之病位（方位性）与无定界之病层（层面性），且范围有粗细、浅深之分。

（二）分纲

1. 所在——病变所犯的具体部位——病位 包括五脏六腑、奇恒之腑、十二正经，奇经八脉（本位）；以及形骸五体、苗窍九官、躯廓地带（分系六经，分系五脏——标位）。

2. 所属——病变所及的大体层次——病层 包括六经、三焦（部）、表里、半表里——区域（分纵横）；阴阳、气血、营卫、精神、津液——层面（分浅深）。

3. 所系——病变所及的联系归属——病系 病变体窍因生理联系而归属于某经某脏。

如：① 五体所系：皮毛系在太阳；肌肉系在阳明；腠理系在少阳；四肢系在太阴；筋脉系在厥阴，骨节系在少阴。② 七窍所系：鼻喉属肺系；咽属胃系；口属脾系；目属肝系；耳属肾系；舌属心系；二阴属肝系、肾系。③ 地带所系：太

阳少阴主背；阳明太阴主胸腹；少阳厥阴主胸胁；三阳循外侧（手背热重），三阴循内侧（手心热重，尺肤热）；十二经脉各有所系之皮部、筋脉。

（三）关系

1. 相兼合并——病所相兼，同时为合病，先后为并病　如：阳明少阳合病——温毒，普济消毒饮证（风湿热毒郁结）；太阳阳明并病——温疟，桂枝白虎汤证（风寒郁热）。

2. 源流标本——病所相兼，原发为本、为源，继发为标、为流　如：肝气犯胃——气痛，柴胡疏肝散证；"胃为受病之所，肝为发病之源"（叶天士）。

3. 大小统属——所在为具体病位（小），所属为区域病层（大）

大者可以统属小者，六经界定大于脏腑、经络，三焦为脏腑的区域划分，而体窍、地带分系于六经、五脏。

（四）综合汇通

六经、三焦、脏腑、经络、五体、七窍、卫气营血等分类，是可以相互融通的有机整体。

如：发热恶寒并见——阳分、太阳卫分，皮毛、肌肉，表。

鼻塞——上焦、肺系（鼻窍），卫分，表。

蓄血谵语——里证、下焦，阴分，血分，厥阴血室（胞宫）。

附：讨论

（1）六经界说——气化系统。

（2）焦腑界说——焦膜腔腑。

（3）分层问题——本物质及其功用所涉及的脏经体窍范围。

四、中医的病机分类体系

中医的病机分类体系内容最丰富、最复杂，也最难规范。

（一）定义

病因作用病所产生的异常机转，即偏离常态的运动性质与活动状态的改变，称为病机。

如：寒化、热化——变性，失去温和之性——动态。

正虚、邪实——变质，失去调和之力——机转。

内脱、外闭——变态，失去平衡之机——失和。

（二）变性

变性指阴阳特性的消长变化（寒热从化）。

1. 阴进阳退——气从寒化

2. 阳进阴退——气从热化

3. 阴阳交蒸（水火混合）——气从湿化

4. 阴阳不干（水火不交）——气从燥化

5. 阴阳动荡——气从风化

6. 阴阳失布——七情、六气皆可怫郁化火

附：说明

（1）六气变化——气的六种运动属性：不仅为天地自然所有，人禀天地气质而成，故也为人身本有，具体反映在六经之标本中气从化，即内六气。内六气互济互制，适度则气化温和以助生机，太过或不及互有胜负则气化偏颇而为病害。

（2）"气化"之义有二：古指诸气的性质变化——寒热六气之气化——动力；今指精气的形质转化——化气成形之气化——对象。六气环境控制气血状态而维系脏腑功能。如：气（态）寒化湿化则成液（态），液（态）再寒化湿化则成形（态），形（态）热化燥化则成液（态），液（态）热化燥化则成气（态）。此皆本于阴阳消长，即寒凝湿聚，热蒸燥消。若势均力敌，制约平衡，则呈一派温和之生态；若势力不均，制约失衡，则现各种偏极之病态。

总之，中医的生理病理，其气化之机是一理贯通的，详见图3-1。

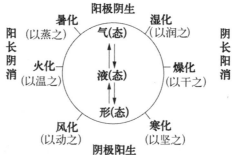

图 3-1　人体阴阳变化、六气气化、精气运动关系示意图

（三）变质——正邪物质（虚实偏胜）的盛衰变化

1. 正虚
- 阴阳之分
  - 无形之阳虚：包括卫营、气、神、元阳（命火）之虚
  - 有形之阴虚：包括津液、血、精、元阴（真水）之虚
- 程度
  - 轻之虚、少、不足、不充
  - 重之亏、损、枯竭、亡脱、离决
  - 缓之久耗、不复
  - 急之暴伤、骤亡
- 标本之分
  - 本虚标实：正虚容邪，因虚致病
  - 本实标虚：邪实伤正，因病致虚

附：体用之分
- 性质衰退——用不足
- 实质空虚——体不充

2. 邪实

　　阴阳之分
　　　　阴邪（包括寒、湿、凉燥、悲、恐、忧、思）郁遏、阻滞、闭结、停聚之性者
　　　　阳邪（包括火、热、风、暑、惊、怒、喜、郁）扰乱、逼迫、鼓动、消灼之性者

　　气质之分
　　　　无形之气（六淫之邪等）——虚邪
　　　　有形之质（痰瘀、水食之邪等）——实邪

（四）变态——内外转输（表里出入，上下升降，动静离合等）的失度状态

1. 升降异常
　　升之太过——上逆、上冲、上溢
　　升之不及——不升、下陷
　　降之太过——下注、下迫
　　降之不及——不降、上浮

2. 出入异常
　　出之不及——郁遏、不透
　　出之太过——津液外泄，血液外溢，肝气横逆
　　入之不及——卫气不固，阳气外脱，神失潜藏
　　入之太过——阳气内闭，阴寒内结

3. 动静异常
　　动之太过——气血亢奋，风气妄动，血热妄行
　　动之不及——气血郁滞，神识蒙蔽，气血瘀结
　　静之太过——阳气固钝，水液停聚
　　静之不及——阳气不潜，神气不藏

4. 离合异常（聚散交通）
　　逆乱格拒——阴盛格阳，寒邪格热，气血阻隔，阴阳离决
　　攻冲斗争——阴阳相争，正邪分争，风湿相搏
　　相安无事——邪气潜伏，正气不争
　　相互混淆——正邪混处一家，寒热交错

附：分析讨论

寒风外郁	营卫郁滞	风火上攻
风寒外束	气血空虚	水湿下注
风暑外袭	阴液枯竭	阳气亢越
寒湿内困	亡津脱血	魂魄飞扬
痰瘀互结	水火交结	
湿热阻滞	血热妄行	

五、中医的病势分类体系

（一）定义

疾病衍变的趋势与转归，即各种与时相变化相关的变化，称为病势。病势包括起病之势、传变之势、病程之势和转归之势。

（二）分纲

1. 起病之势——由未病至已病之间的变化趋势

（1）缓急程度
- 猝发（顿发）——感而即发——急性（伤寒）
- 渐发（徐发）——感而渐作——慢性（湿温）
- 伏发（伏气过时而发）——伏而后发（伏暑）

（2）先后关系
- 始发（首发）——新病初发（始发伤寒）
- 继发（续发）——病后并发（继转温病）
- 复发（再发）——旧病复作（劳复、食复）

（3）受病途径
- 外受——┐
- 上受——┘外感，病从表起
- 内发——内伤，病从里起
- 内外相引——杂病，表里夹杂
- 内外分传——伏邪中发于表里之间

2. 传变之势——由始病致现病之间的变化趋势

（1）动静缓急
- 急性——斗争激烈，传变快
- 慢性——斗争弛缓，传变慢
- 静止——维持原状或斗争歇止，不传
- 活动——不稳定状或斗争动荡，欲传

（2）传变类型
- 横传（六经传）
- 纵传（三焦传）
- 矢传（卫气营血传）
- 生克传（脏腑传）
- 表里传（体窍经络传）

×

- 顺传（依次）——正能抗邪
- 逆传（横越）——正不抗邪
- 传入（内传）——邪胜正退
- 传出（外达）——正胜邪退

3. 病程之势——在始病致终病之间，所处的阶段趋势

（1）病程阶段
- 初期（起）——疾病开始阶段，一般病情较轻
- 中期（极）——疾病典型阶段，一般病情较重
- 后期（晚）——疾病最后阶段，一般病情严重危险
- 后遗期——疾病恢复阶段，一般病情渐退
- 发作期——疾病剧烈发作阶段，一般病情急重
- 缓解期——疾病发作控制阶段，一般病情缠绵

（2）病程时节
- 当期——周、月，如六经期候、月经期候
- 过期——同上
- 旺时
- 衰时 } 日、季。如：六经、五脏、十二经旺时，五运六气、二十四节气

4. 转归之势（包括预后）——由现病致终病之间的变化趋势　需在综合病因、病所、病机等方面的总体状况后做出评估。

（1）病情程度
- 轻——小疾，如普通感冒
- 重——大病，如重症流感
- 缓——慢性病，如疳积、久痢
- 急——急性病，如闭脱、痉、厥

（2）病情生机
- 顺——正能御邪，平稳发展
- 逆——正不抗邪，意外突变
- 凶（危）——正气已败，生机已绝，如无病暴亡之神之有无
- 吉（安）——正气未败，生机尚在，如病重骤愈之脉伏战汗

（3）病情动向
- 进——加剧（邪进正退），如脉大、急
- 退——减轻（正胜邪退），如脉小、缓
- 欲愈——消失（正胜邪败），如脉微浮
- 不解——持续（正邪僵持），如脉不静
- 转属——转变他病（分近期转归与远期预后），如伤寒转湿痹
- 潜伏——正邪分离（回避斗争，暂相适应），如肝痹转肝著、肝积

六、辨证要素整合关系

根据发病原理，每种病理类型都是由病因作用病所发生病机改变而形成的，因此，每个证型单元都是由病因、病所、病机构成。

如：痰饮阻肺证——病因痰饮，犯于肺脏，导致其气机受阻。

对病因、病所、病机进行独立辨析或复合辨析后，都必须对此三个方面的内容进行有机组合，才能得出较为完整的病理类型——证型单元。

如：患者咳嗽、咳痰、胸闷、气短、舌苔白腻、脉软滑：

咳嗽——病位在肺。

咳痰——病因有痰。

胸闷——气机受阻。

气短——宗气不利。

苔白腻——非痰即湿。

脉软滑——痰湿皆可。

证型构成——痰湿阻滞肺脏气机，简称痰湿阻肺。

当辨析有若干病因、若干病所、若干病机时，则必须分别进行关联整合，先分别归类出若干关联的证候单元，再进行单元之间的关联，得出整理复合证型。

如：患者发病月余，仍发热恶寒、咳嗽气喘、咳痰黄浓、胸闷心慌、足肿尿少、舌胖淡而紫暗、苔滑腻、脉弦滑数、时有间歇。

1. 先分别归类关联各证

发热恶寒——有风寒。

咳痰黄浓——有痰热。

咳嗽气喘——病在肺系。

胸闷心慌——病在心系。

足肿尿少——病在肾系。

舌胖淡、苔滑腻——水湿有余。

舌质紫暗——气血郁滞。

脉紧滑数——寒、痰、热皆可。

脉有间歇——心气不足，邪气乘扰。

证型构成：

发热恶寒——有风寒 ⎫
咳痰黄浓——有痰热 ⎬ 外受风寒于皮毛，郁热动痰于肺脏——寒郁热痰，肺经表里同病
咳嗽气喘——病在肺系 ⎭

胸闷心慌——病在心系 ⎫
舌质紫暗——气血郁滞 ⎬ 胸阳心气受阻，血脉运行不畅——心气不宣，血脉不畅
脉有间歇——心脉不畅 ⎭

身肿尿少——病在肾系 ⎫ 肾气受伤，不能化气行水，水液内
舌胖淡、苔滑腻——水湿有余 ⎬ 停——肾气不化，水液内停

2. 再关联单元，得出复合证型

寒郁热痰，肺经表里 ⎫
心气不宣，血脉不畅 ⎬ 寒闭热痰，肺失宣降；心气不宣，血行不畅；肾气不化，水液内停
肾气不化，水液内停 ⎭

脉象综合解释：脉紧滑数——外寒束肺则紧、痰热内盛滑数，总体以实为主。

3. 再分析复合证型各单元证型的关系，明确彼此的主次先后、标本缓急 结合发病历程，追问各证先后：久有轻微咳喘浓痰 10 年，渐有轻度胸闷心慌 2 年余，继有足肿尿少近 1 年；近月间有恶寒发热，咳喘、胸闷心慌、足肿尿少也均有加重。

素有痰热阻肺，复加外寒引动；病本于肺，横及心气，气阻生瘀，下及肾气，气不化水；总体本实标虚，外急内缓。

——根据以上结果，斟酌治则先后主次方案，选择当前着手的治法方药。先急治外感风寒卒病，兼治内伤痰热宿疾，续治肺经发病之源，兼治心肾并病之流。

首方：越婢加半夏汤加杏仁、厚朴、瓜蒌皮、桂枝等。后续备方：真武汤加杏仁、薏苡仁、鱼腥草、桃仁、丹参等。

第三节 中医鉴别诊断方法

一、鉴别诊断之名义

（一）基本概念

中医对疾病的诊断过程大致经历三个阶段，第一阶段为症象诊察，通过望、闻、问、切四诊，获得疾病的外在表现，此为诊察过程；第二阶段为本质辨别，通过鉴别方法，对疾病的外在表现（病象）进行鉴别诊断，此为思辨的阶段；第三阶段为鉴别诊断后归纳出疾病的本质类型，此为判断的阶段，而判断的结果取决于鉴别诊断疾病的方法。如有一患者，表现为急性高热、谵语而就急诊，通过四诊，发现有面赤、烦躁、谵语、气粗、身热、汗出、肢厥、脉数等症，此为症象诊察阶段；医生根据中医学鉴别诊断知识，首先要思辨高热是表热还是里热，谵语是气分还是血分，四肢厥冷是阳虚还是阳郁，脉数是热盛还是阴虚，此为本质辨别阶段；最后根据综合表现，得出热在阳明，为肠热腑实证，诸症均可得到合理解释而为判断结果的阶段。

1. 鉴别诊断 对已获得的疾病症象，通过对其表现特点的异同比较，辨别其所属的本质类别的具体推理过程，即为鉴别诊断。

2. 鉴别诊断方法 如何比较症象异同，辨别其不同本质类别的逻辑思维方法，即为鉴别诊断方法。

如对腹泻腹痛患者的疾病鉴别，西医根据现代医学知识，一般首先判断是胃肠炎还是胃肠消化不良或有其他原因，通过化验大便，检查有无红白细胞、脓球或脂肪颗粒等，注重仪器检测；中医则根据中医诊断理论，一般首先考虑是中寒泄泻还是湿热痢疾，通过问诊，了解大便是否急胀难出、有无黏液、肛门有无灼热等症来判断，注重通过问诊获得患者的自觉症状、大便特点等。

因此，不同医学体系关注的本质观念不同，采取的鉴别方法也不同。

3. 中医鉴别诊断方法 即根据中医基本理论及疾病分类观念，所建立起来的鉴别诊断方法（比较症象异同，辨别不同本质的逻辑思维方法）。

如：对一外感发热疾病，已知有一系列的寒热反应及全身症状，根据中医的病理观念与证型分类，进行鉴别，即发热病症的鉴别诊断。

主诉：发热怕冷。

发热：发热恶寒——伤寒之类。

发热不恶寒——温病之类。

怕冷：发热恶寒——寒伤于阳经之表（三阳之类）。

无热恶寒——寒中于阴经之里（三阴之类）。

从症象表现及其异同，辨识其不同的本质类别。

故发热病症的鉴别诊断方法：

壮热——多外感 $\begin{cases} 伴恶寒——多在表 \\ 不恶寒——多在里 \begin{cases} 日晡潮热——阳明热结气分 \\ 身热夜甚——厥阴热入血分 \end{cases} \end{cases}$

微热——多内伤 $\begin{cases} 小有劳身即热——气虚伏热（太阴脾为主） \\ 郁怒不遂身即发热——气郁化热（厥阴肝为主） \end{cases}$

根据寒热、表里、虚实等病理观念，从发热的程度、时间、伴症、诱因等特征方面进行病证鉴别。

4. 中医鉴别诊断的特点 根据中医的病证分类理念（如表里、寒热、虚实等分类提纲及外感六淫的不同性质），建立与病证表现特点相关的鉴别方法。

（1）注重病情的自觉症状

翕翕发热——风寒束表。

蒸蒸发热——燥热内结。

身热不扬——湿遏热伏。

热自骨蒸——热伏阴分。

（2）喜其不足，恶其有余

身大热反欲得近衣者——身热恶寒（寒郁发热）——真寒假热（阳气不足）。

身大寒反不欲近衣者——身寒恶热（热盛恶寒）——真热假寒（阳热有余）。

腹痛：喜按为虚，兼喜温者为阳虚；拒按为实，并厌食者为宿食。

（3）实多痛苦不堪忍受，虚多缠绵无所大苦

战栗高热，头痛烦躁——寒湿闭火，正邪剧争。

身热低缓，时有时无——气虚不举，阳布不均。

便秘：燥热内结——腹满胀痛，烦躁谵语；阴虚血燥——数日不解，腹无所苦，口咽略干。

（4）暴病多实，久病多虚：久痛入络，穷必及肾等。

（二）基本意义

1. 中医鉴别诊断是临床诊断的基本功 只有通过鉴别诊断，才能完成对实际病症的有效诊断。否则就会陷入主观臆断的泥潭。只有充分运用鉴别诊断方法，才能掌握疾病诊断的主动权，否则就会局限于经验主义的狭隘范围。只有注重培养鉴别诊断能力，才能普遍提高对多种病症的诊疗水平。

2. 中医鉴别诊断是中医科研的重要保证 实践是检验真理的标准。在中医实验研究尚未成熟的今天，临床事实印证仍是检验其理论学说正确与否的主要根据。

临床印证的有效性取决于对"证"的区别，而"证"区别的根据就是鉴别诊断的指标。鉴别指标的水平将决定其临床检验的水平，决定对理论学说的印证水平。

总之，鉴别诊断的有效性是衡量临床诊疗水平与科研成果真伪的试金石。

（三）基本分类

中医传统的鉴别诊断方法，大致有三大类。

1. 症状鉴别诊断方法 即通过对具体症象（包括症状与体征）各自分类特点的独立比较，分别确定各自的本质类别，来鉴别疾病的方法。症状鉴别诊断主要是达到对各具体症象的本质鉴别。

2. 证候鉴别诊断方法 即通过对各症象之间的组合特点的综合比较，整体确定当前病情的病理类别，来鉴别疾病的方法。证候鉴别诊断主要是达到对整个病例所属病证的本质鉴别。

3. 病种鉴别诊断方法 即通过对各症象中一组具有稳定、典型表现特点的症象群的专门比较，大致确定当前病例的病种类别，来鉴别疾病的方法。病种鉴别诊断主要是达到对本病例所属病种的本质鉴别。

例如：患者胸中烦热、呕吐、脘痞、腹痛、下利等。

【症状鉴别】

胸中烦热——上焦有热。

食入即吐——中上焦有热。

腹痛喜温——中下焦有寒。

下利水泄——中下焦有水湿。

脘痞胀满，按之饱满略硬——邪实中阻（痰饮水湿）。

【证候鉴别】

胸中烦热，食入即吐——中上有火热　　　　　寒热格拒或上热下寒？

腹泻喜温，下利水泻——中下有寒湿、水饮　　湿热交阻或水火交阻？

心下痞满而硬——非寒热格拒，乃有形邪实

脉沉弦，舌苔白干而口苦不腻——水火交阻

故结论为：水火交阻于中焦，殃及上下。◄——

【病种鉴别】

固定病灶——心下痞为主，按之硬而并不显痛——痞病，非结胸。

先有心下痞硬，后发烦热吐利，间有腹痛，此病在焦膜兼太阴。

二、症状鉴别方法

本方法主要是根据具体病症的现症特点，包括其伴症特点来辨别该症的病理类别（病因、病所或病机等）。

以气喘为例。

【本症特点】

但坐不得卧（平卧则喘甚）——水饮射肺（苓甘五味姜辛汤）。

夜半忽作而欲起坐——水气凌心（苓桂术甘汤）。

稍动即喘甚息高不下——肾不纳气（七味都气丸）。

喘息少气，提之若不升，吞之若不相及，惶惶然若气断——虚气上逆（肺）［人参养肺汤（《医宗金鉴》）］。

【伴症特点】

喘息气粗，胸膈胀满，澎澎若不能吞——热气壅肺（麻杏石甘汤）。

喘息胸闷，痛引胁背——痰浊闭肺（三子养亲汤）。

喘促烦咳，得食暂减——燥火弄金［清肺汤（《医宗金鉴》）］。

说明：

* 只对气喘一症做了本质鉴别，并不代表整个病况的综合类型。

* 症状鉴别方法有本症鉴别与伴症鉴别两种。

（一）本症鉴别法

1. 定义　本症鉴别法是根据某一单独症象自身的不同现症特点，来鉴别该症的病因、病所或病机等本质类别的方法。

例如：泄泻的本症鉴别，可以根据泄泻的次数、质地、颜色等的不同特点进行鉴别诊断。

大便溏泄（即如厚稀饭状），便色正黄（或黄滞）——湿滞（胃苓汤）。

下利清稀，色淡水多——寒胜（附子理中汤）。

暴注下迫，色深秽臭——热迫（黄连黄芩汤）。

下利频急，色青多渣——风迫［防风芍药汤（《金匮翼》）］。

下利夹脓血，垢腻异常——疫毒（加减白头翁汤）。

下利清水（中夹屎块？）——热结旁流（燥结）（大承气汤）。

又如：眩晕可根据其视物的感觉进行鉴别。

视物旋转——风扰。

视物昏花——血虚。

视物昏暗——气陷。

视物模糊——精亏。

2. 方法

（1）首先要系统了解各独立症象固有的特征表现方面，再充分比较各特征方面的不同特点与病因、病所、病机的不同关系。

例如：头痛的表现有头痛的性质、部位、程度、时间、诱因等几方面特征。各特征的不同特点与病因、病所、病机关系大致分解如下。

1）性质鉴别以病因为主，兼涉病机。

头紧痛——多属寒束。

头抽痛——多属风袭。

头重痛——多属湿困。

痛如刀劈——风火上冲。

痛如锥刺——瘀血阻络。

头胀痛——阳热偏亢。

麻木痛——血虚风痰。

2）部位鉴别以病所为主。

痛在后枕连及项背——多属太阳。

痛在前额连及眉棱——多属阳明。

痛在头角连及耳旁——多属少阳。

痛在颠顶连及两目——多属厥阴。

痛在脑髓连及眉心——多属督脉。

3）程度、时间鉴别以病机为主，兼涉病所。

暴然作痛持续不减，痛势剧烈——邪实，多因外感。

头痛渐至，时作时止，痛势绵绵——正虚，多因内伤。

4）影响因素（包括起因、诱因、缓解因素）鉴别病因、病机。

用脑易作——血虚、精亏。

郁怒易作——气郁、郁火。

见风易作——血虚受风。

冒雨后作——寒湿上蒙。

休卧则减——气虚。

又如：汗出的鉴别，可以从汗出的性质、程度、部位、影响因素等方面区分不同本质的汗出。

1）从性质看

汗出如珠——亡阳。

汗出如油——亡阴。

汗出如蒸——燥热。

汗出黄黏——湿热。

2）从程度看

大汗出——大实或大虚。

微汗出——微实或微虚。

3）从部位看

通身汗出——风、热、火、暑、虚、脱。

但头汗出——湿中蕴热，水饮郁热。

但额汗出——虚阳上脱。

汗出齐腰——湿热、风湿。

半边汗出——营卫偏阻（风湿、痰瘀）。

手足汗出——脾胃失常（寒、热、燥、湿、虚皆可）。

心胸汗出——心气、阴虚。

4）从诱因、时间看

见风汗出——卫气不固。

动则汗出——阳气不固，湿中郁热。

目合则汗——阴血偏亏、郁热、积热。

进食则汗多——胃中有热。

惊悸则汗多——心血不足。

汗出不止——暑热逼迫或正虚外脱。

乍出乍止——风湿、风热、伤风、湿热、寒风郁热。

（2）根据鉴别病因、病所、病机的需要，选择运用和综合比较。举例如下。

1）大汗出者

热汗如蒸，汗出不止，通身汗出者——气分燥热充斥（白虎汤）。

热汗如蒸，时作时止，汗出齐腰者——气分湿热郁蒸（三石汤）。

冷汗淋漓，汗出不止，通身汗出者——阳虚外脱（参附汤）。

汗出清淡，时作时止，胸背汗多者——气虚不固（保元汤）。

2）手足汗出者

汗出湿凉，汗不黏手者——脾胃气虚、寒湿（香砂六君子汤、理中汤）。

汗出湿暖，汗较黏手者——中焦湿热（黄芩滑石汤）。

汗出湿暖，汗不黏手者——阳明热结（三承气汤）。

（二）伴症鉴别法

1. 定义　伴症鉴别法是根据与该症紧密伴随出现的不同症状特点来鉴别该症的病因、病所或病机等本质类别的方法。

例如发热的伴症鉴别：发热恶寒——病在表。

（1）寒重热轻——风寒

太阳风寒——脉浮，头项强痛（麻黄汤）。

阳明风寒——脉大，头额眉棱痛（葛根汤）。

少阳风寒——脉弦，头角颞痛（小柴胡汤）。

太阴风寒——脉迟，手足酸痛（神术散）。

少阴风寒——脉沉，骨节冷痛（麻附细辛汤）。

厥阴风寒——脉细，手足厥冷（指头寒）（当归四逆汤）。

（2）热重寒轻——风热（银翘散）

（3）寒热俱轻——风湿、风暑、风燥

肢节烦疼——风湿（麻杏苡甘汤）。

烦渴少气——风暑（香薷饮）。

口鼻身燥——风燥（桑杏汤）。

（4）寒热俱重——寒、湿闭热（越婢汤）

2. 方法

（1）主要根据该症所涉的病证，分别选择各病证中与该症产生机制紧密相关的、随现概率较高的症状作为鉴别要点：例如内伤出汗（自汗、盗汗），五脏阴阳偏虚皆可自汗、盗汗。自汗身清者属阳虚，盗汗身暖者属阴虚，这特就多数而言，具体未必尽然，不如伴症鉴别更为简捷。

汗出怔忡——心血不足（归脾汤）——血藏神而为汗源。

汗出神疲——心气不足（保元汤）——气摄液而为统帅。

汗出肢厥——肾阳不固（参附汤）——卫气根于元阳。

汗出烦热——肾阴不足（当归六黄汤）——津液根于元阴。

汗出恶寒——肺气空虚（生脉散合牡蛎散）——津为汗之源。

汗出体倦——脾阳不充（术附汤）——脾气散精，运输水液。

汗出便难——脾阴虚热（益阴汤：生脉地黄加莲子、白芍）——脾为胃行其津液。

汗出面青白——肝气不足（黄芪建中汤）——肝气在外而为将以升卫阳。

汗出头眩——肝血虚风（五味子汤：山茱萸、何首乌、龙骨、牡蛎、五倍子、远志、地骨皮）——风性疏泄升散。

汗出发润而如油之黏，如珠之缀或淋漓如雨，揩拭不绝者，均属绝汗（阴阳离决），主不治——阴阳离决，气液不合。

（2）精简伴症，宜少不宜多（1～3个）：比较稳定、有普遍意义的伴症总是很有限的。选择越多，就越不稳定，适应面越窄。同时，若伴症过多就成了专门的证候鉴别，失去了症状鉴别的普遍作用。

例如：眩晕的伴症鉴别。

眩晕，头痛咳嗽——风热上袭清窍（桑菊饮加蝉蜕、钩藤）。

眩晕，口苦耳闭——风火上攻清窍（黄芩汤加菊花、竹茹、蛇胆陈皮末）。

眩晕，便结，张目不眠——燥极生风上犯（调胃承气汤加草决明、羚羊角粉）。

眩晕，背恶寒，心下逆满——寒水上凌清窍（苓桂术甘汤）。

眩晕，头重，肢体困倦——痰湿困阻清阳（理脾涤饮汤）。

眩晕，昏闷烦渴——暑气上冒，清气不升（生脉散加荷叶、佩兰）。

眩晕，发厥吐涎——风痰上扰（白附子丸）。

眩晕，嘈杂，欲吐不吐——肝胃气郁，清浊升降不利（越鞠丸加蒺藜、茶叶、蚕沙）。

眩晕，心悸，筋惕肉瞤——阳虚水逆（真武汤）。

眩晕，少气，欲得暖手按之——气虚不举（补中益气汤加天麻）。

眩晕，耳鸣，迎风流涕——阴虚风阳上冒（杞菊地黄丸）。

3. 讨论

（1）症状鉴别诊断的地位：症状鉴别诊断是一切鉴别诊断的基础，它是证候鉴别、病种鉴别的基础。一切的鉴别诊断都要先从症状鉴别开始。

如：症状鉴别加入伴症鉴别内容较多，则向证候鉴别转化；病种的鉴别之后，还要根据症状鉴别分病型、证型。

（2）症状鉴别诊断的重点：是主诉的鉴别诊断。虽然原则上可以用于对所有症象的独立鉴别，但在临床实际的需要与可能上，主要用于对主诉的鉴别而充当辅助的角色，即或作伴症鉴别，或留待证候鉴别，或随主诉鉴别，自然归顺其中。如：发热、恶风、微汗微咳、鼻塞、脉浮缓者，以发热为中心展开鉴别，恶风、微汗作为伴症鉴别，微咳、鼻塞、脉浮缓留待证候鉴别或自然归顺于寒热鉴别之中。

注：脉象、舌象、色象多不作主诉，故也不在症状鉴别之列。

（3）症状鉴别诊断的作用：初步确定病变重心的大致类型范围，主诉反映病变重心，主诉鉴别反映病变基本的本质类型范围，对进一步综合归纳病证类型具有以下作用。

1）创造前提条件（奠定基础）——初步分析各单一症象的本质类别。

2）提供追踪方向（重点线索）——初步确立主诉反映的病变重心本质类别。

（4）本症鉴别方法的特点

1）立足本症特点，鉴别意义可靠、准确、适用性广（不受证型拘束）。

如眩晕的本症鉴别：

视物旋转——风扰：无论风痰、风火、风湿、阳亢化风、血虚生风证，皆是如此。

视物昏暗——气虚：无论脾气、心气虚，气虚夹痰，气虚停湿，气血两虚证皆有此特点。

2）限于本症特点，鉴别指标有限，技术难度大，简便运用性差。表现特点未必充分显露出来，医生未必能够获得。

如引起眩晕的因机很多，并非都有本症特点可究（见前伴症鉴别例）。

3）本症鉴别，有时只能作为类证鉴别，或仍有若干不同因机的可能，故不能最后落实到具体病因、病机类型。

如眩晕，起则头眩属清阳不升之类的病证，可能是痰湿中阻，也可能是水饮中停，也可能是中气不足，也可能是营气空虚。

又如头痛，痛势急剧，持续不减为邪实，多为外感，具体病证有多种多样。

（5）伴症鉴别方法的特点

1）不限于本症自身，可以从一切可能有关的伴随症象中寻找各自的鉴别点。故取材广泛、灵活，运用简便快捷。

由于一定的病因、病机类别对机体的影响是立体的，故可以通过多个侧面反映出来。如寒热的鉴别（见前）：不同的邪气干扰营卫运行，阴阳气血平衡，会在汗液、头身等多方面都有相关的伴症特点。故伴症鉴别方法被古今医家普遍推广应用。

2）可以补本症鉴别之不足，使症状鉴别通过伴症的不断限定，落实到最小的单元类型（证型、病型）。

如：起则头眩，通过伴症条件的比较，具体区别不同病证。

痰湿中阻 ⎫ 眩即呕恶 ⎧ 脉滑苔腻
水饮内停 ⎭ （排浊反应） ⎩ 脉弦苔滑

阳气不升 ⎫ 眩不作呕 ⎧ 易伴汗出
营气空虚 ⎭ （无浊可排） ⎩ 易伴心慌

又如：头痛而眩，肝风上扰之类。

风夹痰浊 ⎫   ⎧ 呕痰浊
风兼气郁 ⎭ 伴呕恶 ⎩ 干呕不得呕

风随阳亢 ⎫   ⎧ 口干
风火相煽 ⎭ 伴烦躁 ⎩ 口苦

（6）本症鉴别方法与伴症方法的联合运用：以取长补短，适应临床多样性要求（既要准确可靠，又要简便快捷）。

一般说来：

1）确定主诉与伴随症状——以主诉为重点，展示症状鉴别。

2）结合伴症 {
　伴症较多、较显著者 {比较肯定者，略去本症鉴别
　——先做伴症鉴别 {比较疑似者，结合本症鉴别
　伴症较少、不显著者 {比较典型者，略去伴症鉴别
　——先做本症鉴别 {不典型者或仍有多种可能者，进入伴症鉴别
}

如所附案例七，该患者主诉为眼睛刺、胀痛。通过四诊合参详细收集病情资料，追问到患者有鼻摔伤史、额头痛等症状，眼睛刺痛、胀痛，痛时烦躁，偶伴太阳穴痛，同时结合一些耳部的伴随症状等考虑病位是先发于阳明，慢慢涉及少阳，证候结论考虑为风引痰热，阻滞少阳、阳明经窍，病在半表。

注：鉴别指标（点）的追求，根据病因、病所、病机诊断的需要有目的地选择，选择的多少则根据目标达到的情况而定（确定即止，当然有时为了印证其可靠性，可适当增加鉴别指标以重复印证）。

（7）症状鉴别诊断方法的局限性：本法是一种辨析单一症象本质类别的分析方法，只能初步确定各自的症象通常所属的本质类别，并不能完整反映它们在实际病例中的相互关系和实际地位。这些都有待于进一步的综合考虑，即把它们放在整个病情整体中去加以权衡，辨别彼此之主次，分清其中的真伪，才能完成对疾病的实际诊断与鉴别。而这后一步的过程，就是通过证候鉴别诊断来完成的。

三、证候鉴别方法

本方法主要是根据各症象之间的出现关系（包括病史、条件关系）来综合鉴别病变当前整体本质类别（病因、病所、病机及基本关系）的诊断方法。

例如：患者发热3天伴恶寒，指头寒，头眩微痛，昨日起胸胁烦满，干呕，不欲食，口微苦，脉沉弦略细。

主诉：发热3天，干呕1天。

【症状鉴别】

* 本症鉴别 {
　发热骤起——外感邪实
　干呕无物——肝胆犯胃
}

* 伴症鉴别 {
　发热恶寒，恶寒重——风寒表证
　干呕口苦，胸烦——肝胆火气犯胃
}

* 其他症鉴别 {
　指头寒（微厥）——厥阴经脉郁滞
　头眩微痛——厥阴、少阳风扰（可夹寒、夹火）
　胸胁满不欲食——肝胆犯胃（寒、火？）
　脉弦沉细——厥阴病变里证？
}

【证候鉴别】

寒热微厥——厥阴表有寒
胸烦口苦干呕——厥阴内有火
} 厥阴外寒，内郁相火

{ 头眩微痛   } 风邪上扰厥阴经脉
{ 胸胁满不欲食 } 厥阴气机郁滞不畅
→ 脉沉弦细符合厥阴表证特点

结论：厥阴寒风郁火，气机郁滞，表里兼病。

治疗：以小柴胡汤加减（川芎、藁本）。

证候鉴别方法具有综合判断的特点，故其具体方法涉及很多方面，可以不拘一格，从多方面寻找鉴别特点，大体来说可以从病症、病史、发病个体条件、发病时间特点等几方面进行。

（一）病症鉴别法

病症鉴别法即根据疾病现症之间的组合关系进行鉴别的方法。

由于症象与病理本质之间具有多种对应关系，也就是说，不同症象对病理本质的反映地位是不平行的，因此病症鉴别要特别注意区别对待它们不同的鉴别意义。

病症鉴别具体有主症关系、谛症关系、佐症关系和反症关系。

下面就根据关系的不同把病症鉴别法分为相应的以下几方面。

1. 主症鉴别法　主症，即对某一病证来说，其临床出现率最高，而诊断价值也很大的那些临床现症。一个病证，其临床的具体现症往往是多方面的，这些多方面的表现，在不同的患者身上，又会有不全相同的表现特点和兼现关系。

历代中医通过长期的临床观察、比较，发现某些症象对该证来说是最常见的，甚至是必然显现的，同时也是最有诊断价值，甚至是必备的诊断条件，所以把它们确定为主症。例如太阳表证脉必浮，太阳伤寒"必恶寒"，三阳受邪必发热，邪阻其经脉必头身痛，故太阳表寒证以恶寒、发热、头身痛、脉浮为其主症。

主症鉴别就是根据主症出现的差异（包括某必备主症和由哪些相关主症同时出现）来鉴别（确定）该病例的病证类别。

例如太阳伤寒与阳明伤寒的鉴别。

太阳伤寒——始终"必恶寒"（必备条件），不恶寒便一定不是太阳伤寒。因为太阳为寒水之经，寒犯本经，同气相求，故恶寒必显。太阳伤寒，虽多发热，但在寒重而初犯之时，卫阳尚未伸张之际，未必即刻发热，故有"或未发热"之时。不过到底太阳表浅，正气未衰，卫阳终将奋起抗邪而蓄积发热，故发热仍不失为太阳伤寒的主症之一。

经曰"发热恶寒者，发于阳也；无热恶寒者，发于阴也"，正是根据主症的兼夹不同来区别三阳伤寒与三阴中寒之常例。

阳明伤寒——则会"始虽恶寒"，但可二日即止。恶寒不会始终显著，因为阳明为燥热之经，寒犯其经，易受燥热经气之制约而势头渐衰，甚至寒从热化。

再如太阳表寒与少阴表寒的鉴别：两者都必恶寒（太阳有寒水之腑，少阴有寒水之脏——肾脏），都可有发热（太阳本寒标阳，少阴标阴本热）。

太阳表寒脉必浮——阳经正旺，外达抗邪有力。

少阴表寒脉必沉——阴经正衰，无力外达抗邪。

太阳表寒身痛头痛——太阳经脉最浅上头。

少阴表寒仅骨节痛——少阴经脉较深不长。

再如太阳伤寒与太阳温病的鉴别：两者皆可发热头痛（风温头昏痛，伤寒头紧痛），脉浮（同属一经系之表浅部位）。

必恶寒，贯穿始终，口不渴——足经之气胜，膀胱寒水充斥。

不恶寒，始也微，口微渴——手经之气胜，小肠火热充斥。

总之，太阳伤寒（表证），以恶寒、发热、脉浮、头身痛为主症。少阴虚寒（里证），以恶寒、肢厥、脉沉微、但欲寐不得寐为主症。

【有关说明】

（1）主症的相对性：如太阳伤寒主症虽有若干，但以恶寒为主中之主症（必备症100%）而发热、脉浮次之（特殊情况下可暂不出现，为80%～90%常见症）。

少阴表寒：发热、体痛也只是多见症，有也未必突出，故常以恶寒、脉沉、微发热或不发热而无里证为诊断依据。

（2）主症鉴别的组合性：即主症鉴别通常是依据若干主症的"组合"差异进行比较鉴别的，而"但见一症便是，不必悉具"的情况是比较罕见的，故辨证诊断的鉴别依据常以"症候"（一组症象群）称之。辨证诊断常以"证候"诊断混称。

2. 谛症鉴别法　谛症，即对某一病证来说，其出现概率不一定高，但一旦出现就具有专门的独立诊断意义的症象。谛：确定无疑之义。谛症：特异、特有之症，他证所不具有的。

现举例如下。

1）以病因为主的鉴别

舌质深绛——热入营血。

舌苔焦黑起刺——气分热炽。

汗出齐腰而还——湿郁蕴热。

水入即吐——水气内停。

咳痰量多——痰浊内盛。

厌恶食味——肠胃宿食。

舌边瘀斑——瘀血阻结。

2）以病机为主的鉴别

太息则舒——气分郁滞。

脉沉微（细欲绝）——阳气衰弱。

小有劳身即热——气虚伏热。

下利清谷——阴盛阳衰。

小便已阴疼——肾液阴亏。

舌下廉泉干——真水枯。

目内刺痛——精血亏。

3）以病所为主的鉴别

两关独弦——肝胃气郁。

右寸独浮——表邪犯肺。

胸胁时作胀痛——肝胆气滞。

饱则头眩——脾胃食滞。

颠顶抽痛——肝风上犯。

五更泄泻——命火不足。

舌强语謇——邪阻心包（风痰入络）。

4）以病势为主的鉴别

唇反，人中短，脉生硬——除中（胃气将绝）。

头倾视深，脑中空痛——肾精将竭、督脉亏损等。

廉泉处干，两目直视而无所见——真水将竭。

水肿缺盆满——肺气绝。

膨胀现脐凸——脾气绝。

水肿涌泉满——肾气绝。

谛症鉴别，即对疑似病证，通过寻找某种特有谛症，加以确定鉴别的方法。

例如：阴虚火旺证与血虚下焦湿热证的鉴别。

两者皆可出现五心烦热，午后低热或两颧潮红，腰膝酸软，口苦咽干而不欲多饮，眩晕便秘，脉细数等。主症类似，颇难鉴别（尤其湿热未成郁结之势时，小便皆可尚利）。

若观察到其舌象 $\begin{cases} \text{舌苔黄厚而腻者——湿热之证谛也} \\ \text{舌苔红而剥苔——阴虚之证谛也} \end{cases}$

这不是必具之主症，但一旦出现，可确诊无疑。

注：与湿热伤阴鉴别较难，见病史鉴别。五心烦热不是阴虚火旺的特异症，而是五脏内热的共同特点。

又如：在一定条件下，三阳伤寒仅凭寒热、脉象、头身痛等主症不易区别。太阳已经发热、阳明尚未化热、少阳尚未入腠理，皆有恶寒发热、头身痛、脉浮紧（寒重之初）。但痛点的特异性，临床未必出现，但一旦出现，则可肯定诊断。

$\begin{cases} \text{头痛连项——太阳伤寒} \\ \text{头痛连额——阳明伤寒} \\ \text{头痛连颞——少阳伤寒} \end{cases}$

又如：《伤寒论》下焦蓄血证与下焦蓄水证的鉴别。

两者都有发热、烦渴、小腹急结，虽然可以从小便利与不利——主症鉴别点组合，但若蓄血较甚也会间接压迫膀胱，引起小便不畅。

找谛症："其人如狂者"，血证谛也。

【有关说明】

1）谛症范围的相对性：即对一个具体完整证型有独特诊断的谛症较少，往往是对其病因、病所、病机某一两个方面有类证鉴别的特异性。如三阳头痛病所特异症，蓄血、蓄水神志症体现病机特异性（余见前）。

2）谛症鉴别的有限性：谛症出现的概率有限，故不是随时可以用的（可遇而不可求）。谛症的运用，往往是在主症鉴别初步确定大致范围时，为了进一步鉴别疑似点（病因、病所、病机的某方面有疑似时），有针对性地寻找特异性鉴别指标。故临床既要特别重视谛症的收集，又不能依赖谛症而不肯多方面结合其他鉴别方法。

3. 佐症鉴别法 佐症，又叫或然症。对某一病证来说，其有可能出现也有可能不出现（概率不高，小于50%），而且诊断意义也不突出。

如对太阳伤寒，有或咳，或喘，或鼻塞，或腰痛，或骨节痛等。太阳主皮毛，肺也主皮毛，太阳寒闭太甚也会影响肺气宣发而出现咳喘、鼻塞等伴症。另一方面，太阳寒凝太重，可以循经下达腰际，内达筋结，出现腰痛、骨节痛。

故在一般情况下，佐症不是常见症，出现时也没有特别的诊断意义。但由于它们与发病机制是一脉相通的，所以对诊断有一定的辅助参考作用。

佐症鉴别（或然症鉴别），即在主症依据不够充分的条件下，结合或然症以辅佐鉴别的方法。

在中医病证中，有些病证发病机制比较单纯，故主症表现比较一致，也比较容易齐备，故多数可以通过主症鉴别确定。

如太阳伤寒证：发热恶寒，脉紧，头身痛，无汗。阳明燥热证：身热恶热，脉大，口渴，自汗出。

另有一些病证，发病机制比较复杂，其临床表现及诊断不容易集中在这些主症上，不仅不一致，而且也不容易齐备（即不仅各主症对病因、病机、病所的诊断意义不一致，各自的出现概率不高，而且同时具备的概率更低），这时诊断不能以具备全部主症为鉴别依据，只能以具备部分主症为必要条件，再结合若干或然症加以辅助鉴别。

例如：少阳小柴胡证（寒风郁火于半表半里），主症虽多（七大主症），其中：

> 口苦、咽干、目眩——风火于上
> 往来寒热、默默不欲饮食——寒郁于外
> 心烦喜呕、胸胁苦满——郁火于内

但临床并不一定主症同具，故仲景曰，"柴胡证，但见一证便是，不必悉具"（"证"——证状、证据，通于"症"）。同时其会另外伴见其他各种不同的或然症，如《伤寒论》第98条："伤寒五六日，中风，往来寒热，胸胁苦满，默默不欲饮食，心烦喜呕，或胸中烦而不呕，或渴，或腹中痛，或胁下痞硬，或心下悸、小便不利，或不渴，身有微热，或咳者，小柴胡汤主之。"由此可见，小柴胡汤证未必有口苦、咽干、目眩，而有很多不同性质的或然症相伴出现。

> 不呕而胸中烦，不口苦而口渴——寒轻热重
> 不心烦而心下悸，小便不利，不胸胁苦满而胁下痞硬——水重火轻
> 不往来寒热而身微热，不默默不欲饮食而咳——表多里少
> 不往来寒热而腹中痛——里多表少

此时，只要"但见一证便是"，主症不必悉具，即可作为必要条件。

如：往来寒热、但胸胁苦满、但呕而发热，任见一症，但要进一步与类似证鉴别，还需要进一步结合或然症。

1）以往来寒热、胸胁苦满为主者，需与少阳湿温（湿热郁滞三焦）证鉴别（蒿芩清胆汤证）。

两者同具往来寒热、胸胁苦满、口苦不食主症。

前者或心下悸，或咳，或小便不利，或脉弦，或口渴
——寒易动水，水停三焦则咳、悸、小便不利、脉弦，火易伤津则渴
后者或心下胀闷，或脘闷胀，或大便溏，或脉滑，或口黏
——热蒸其湿则湿滞三焦而脘腹闷胀、便溏、口黏、脉滑

2）以呕而发热为主症者，需与厥阴中风（寒风郁火，表兼里）证鉴别。

两者同具呕而发热，胸胁烦满。

前者或脉浮弦，或咳嗽不止，或心下悸、小便不利
——病发于阳，脉多浮，为寒郁三焦，水道不畅，饮停上下
后者或脉沉弦，或手足微厥，或腹中痛、下利后重
——病发于阴，脉多沉，为寒郁肝经，阳气不伸，陷于脾土

3）以头痛目眩、口苦咽干为主症时，需与少阳风火上攻相鉴别。前者或心下悸、小便不利，或咳，或恶寒身有微热，或胁下痞硬，或腹中痛。后者或目赤，或耳聋，或咽喉痛，或热盛而不恶寒，或耳前后肿。

【有关说明】

1）或然症的灵活性：或然症是该病证同一发病机制在各种不同条件下的变异表现（如随个体差异的影响、夹杂因素的影响），故其不仅出现概率不稳定，而且哪几个或然症会相伴出现，甚至是什么样的或然症，都不一定确定。故运用的关键在于彻底掌握其发病机制，再结合具体条件，可适当推测出其可能出现的或然症。

2）或然症鉴别的组合性：由于或然症本身对该病证诊断的特异性差，故往往要从若干或然症的兼现中去推断它们与该病证机制的必然关系。

如少阳柴胡证：咳、心下悸、小便不利，三症联合运用，才能确定其证。因为只有少阳三焦水停，才能引起上中下三处同现水饮阻滞之症。若单现其中的某一症象，则都有多种证候的可能，而未必能肯定与三焦停水有关。

3）其他：在或然症不成组出现时，通过与主症的组合进行综合判断，也能起到一定的辅助鉴别作用。

胸胁烦满而咳——上焦焦膜旁及于肺——属少阳
胸胁烦满而呕——肝经经气不舒犯胃——属厥阴

4. 反现症鉴别法　反现症，即对某一病证来说，不太可能出现的那些症象。

如：六经感寒皆有恶寒，但病发于阳者，当有发热——必现症；病发于阴者，当不发热——不现症（不能出现发热）。

但在阴经感寒的某一证型中一旦出现了不现症，则该症就是这一证型的反现症。故反现症是相对一类相似的病证而言，一般不应出现，而在某一特殊病证又特别存在的症象。

如：发热恶寒病在表，脉当浮，而某种表证脉反沉，恶寒脉沉，多属阴经，当不发热，而某阴经证反会发热。阳明病，法当汗出（无论表里、寒热），而某一阳明病会反无汗。这些反可出现的症就是这一证型的反现症，它具有排外作用。

反现症鉴别，即对有某种同类性质的病证，通过发现与一般推理不相符合的反现症，来除外其他类似病证，而间接确定为某一特定病证的方法。

例如："少阴病，脉沉，反发热，麻黄附子细辛汤主之。"患者恶寒、蜷卧、精神不振、脉沉，为少阴中寒的典型主症已具备。寒为阴邪，少阴为阴经，以阴从阴，当无发热，若患者反有发热，则不符合一般寒中阴经的特点。这是因为寒中少阴之表的特殊现象，即寒虽中于阴经，但邪入未深，少阴生气尚能借助于与其相应表里的太阳所主之卫阳，进行反抗，故反会发热。反发热，正是少阴寒证在表与在里的特殊鉴别。其所以为少阴反现症是相对寒客少阴，多为里证，而表证殊少之故。

又如《伤寒论》第153条少阳阳微结的诊断（与少阴阴结证鉴别）：患者恶寒、手足厥冷、不欲食、心下满、脉沉，很像寒结于少阴的里证。但仲景根据"假令纯阴结"，阴经受寒，若未到阳衰欲脱的境地，一般不得有汗，今（患者反有）头汗出，故知非少阴也，仍为少阳寒郁相火，阳气微结之证，故阳郁之热不能畅达全身，但能先见于阳经所聚、阳气偏盛之头部，蒸津为汗。反头汗出，为阳微结与纯阴结鉴别的反现症。

余如阳明病（主症悉具，身热，不恶寒，反恶热）：

＊"法多汗，反无汗（其身如虫行皮中状者）"——阳明津虚风燥（桑麻丸证）。

＊谵语有潮热，反不能食者——阳明腑实，热盛结实之极（大承气汤证）。

＊（证）其人喜忘者……屎虽硬，大便反易（其色必黑）——阳明腑实，瘀热内结（抵当汤）。

分别与阳明风热表证鉴别，与阳明热盛结未实证鉴别，与阳明气分热结鉴别。

【有关说明】

1）反现症的相对性：反现症是相对某一类病证的特殊表现，故寻找反现症的关键是首先要掌握某一类证的表现通例，再比较该证在该类病证中的特殊机制与特殊表现。

2）反现症鉴别的针对性：主要是针对主症相类似的病证之间，通过反现症以排除他证而肯定本证的方法，是一种排他性鉴别。

如所附案例七也体现了证候鉴别法的运用，根据患者的鼻摔伤史、额头痛病史，主症眼睛刺痛、胀痛，痛时烦躁，偶伴太阳穴痛及一些耳部的伴随症状等综合分析而初步得出证候结论为风引痰热，阻滞少阳、阳明经窍，病在半表。

（二）病史鉴别法

根据疾病现症鉴别，固然是鉴别诊断最基本、最重要亦是最可靠的方法。但不少情况下，实际病例或者现症有限，或者现症疑似颇多，或者病情复杂，现症不得典型，就会使病症鉴别遇到困难。若能将现症放到病史发展的时间特点上看，有时鉴别就会非常简便明了。这种从疾病发展过程的特点上来鉴别当前现症的本质类别的方法，就是病史鉴别法。

此处所谓的"病史"，含义较广，主要包括现病史、既往史和家族史三方面。因此其方法也可相应地分为三种。

1. 现病史鉴别法　这是病史鉴别的重点所在。

现病史的界定，即以与主诉直接相关的起病经过和病情演变情况为度。因此，其时间范围，一般以出现主诉或与主诉明显有关的其他症象的日期为起点。具体内容主要集中在追溯其起因及起病特点、演变经过、经治情况三方面。

现病史鉴别，即通过了解本次病变的现病史特点来鉴别当前症象所属的本质类别的方法。

1）通过了解起因与起病特点来鉴别：如妇人产后发热，由于产后体质变化常干扰病症的显现特点，故从病症鉴别常很模糊，这时追问起病经过往往更为简洁明了。

> 产后恶露不下，继而发热——多属胞宫瘀血发热（瘀热）
> 产后乳汁不下，乳房胀痛，继而发热——多属肝胃热气壅滞经脉（毒热）
> 产后失血过多，继而发热——多属血虚气浮发热（虚热）
> 产后汗出受风，继而发热——多属血虚伤风发热（郁热）

2）通过了解演变经过与传变特点来鉴别：如突然偶见大汗出，通身清凉，脉较微弱迟缓，神疲气怯者，既可能是阳气暴脱，也可能是战汗欲愈等，性质相差甚远，虽然可以通过其他旁症细致鉴别，但情急之中，不如简要地询问其病变经过更加直截了当。

> 若为久病虚劳，逐渐加重而继发此象者——阳气衰竭而脱，预后极差
> 若为暑日卒病，经吐利交作而继发此象者——阳气暴伤而脱，急救得法，可望近期得愈
> 若为暴病数日，经寒热往来，热多寒少而后突然战汗至此者——战汗欲愈之佳象

3）通过了解诊治经过与反应特点来鉴别：如遇一腹胀小儿，见其腹部胀大，按之略硬，四肢消瘦，面色㿠白，不欲食，大便数日一行而量少，很容易考虑为脾虚食积、气滞血瘀之证（当以消导为主），但视其数月来所服药方，皆为一派破气散结、苦寒攻下之品，病情毫无转机，才断定患儿为攻伐太过所误，已属土败木贼之证（当以扶正为主）。又如《温病条辨》中焦篇"阳明温病，下之不通，其证有五"之例，也是对温病便秘者，通过了解曾服大承气之类而大便仍不得解，而鉴别其不属于单纯阳明肠实、燥热内结之证。

4）其他：另外，还可通过了解是否有特殊的传染接触史鉴别一些疑似病证。如患者憎寒壮热、无汗、头痛体疼、舌质红而苔薄白，状似"太阳伤寒，表寒闭热"之证，但若知其近日内与患疫毒的患者有过接触，则特别提示要注意是否夹"毒"。治疗考虑用双解散之类，外散风寒与内解热毒并治。

2. 既往史鉴别法 这是中医辨证鉴别诊断最灵活之处。

既往史，即患者除本次病史以外的以往疾病情况。其时间范围非常宽，几乎没有限定，但一般本着先近后远的关系和病种与本病的相关程度，有所侧重地选择。

临床杂病大多数是新老合病，即素有慢性痼疾，复因新感而发，产生急性发作。因此许多现在病变其发生、演变及预后、转归都受到既往病史的约束影响，也就是说当前的病证状况是新老病变双重作用的结果。

所以了解既往病史，不仅是为了明确新病与宿疾的关系，而且对当前病证的综合判断及鉴别诊断有不可低估的作用。

既往史鉴别，即通过了解以往的疾病状况来辅助鉴别当前的病证类型的方法。

例如：新感伤风（犯肺）者，若得知其有经常容易"感冒"的历史，则应考虑患者肺气素弱，当前多属虚人外感，气虚伤风，治疗不仅要益气解表，而且要慎用峻汗之品。治疗时可用参苏饮，甚至补中益气汤。

又如：小儿新罹伤食，若得知其素有久利病史，则应考虑其脾气素弱，当前病证多属虚实夹杂（脾虚食滞），与单纯的食滞肠胃自当有别。

再如《伤寒论》例：① 栀子豉证，患者旧微溏者，不可单服栀子豉汤。即患者脾阳素虚，若新感胃中郁热——脾寒胃热，当用栀子干姜豉汤。② 太阳风寒证，若患者素有咽喉干燥，素为淋家、疮家、衄家等，则应考虑阴虚之人，外感风寒，单用辛温，极易化热、动血，强责发汗也易竭其阴液。故当以辛温兼凉润微苦，如以瓜蒌桂枝汤倍芍药加黄芩之类。

如所附案例八为感冒后遗症患者，患者 2 个月前感冒，经治疗后症状减轻但仍有恶寒、不易出汗、身上酸痛、小腿酸痛明显、易疲劳、头略昏、食欲下降等症，结合患者 2 个月前吹风淋雨后外感史，考虑风寒湿都有点退，但风湿未退尽，故治疗以芳香化湿加舒气透湿为主。

3. 家族史鉴别法 略。

（三）病体鉴别法（个体鉴别法）

病体鉴别法是最能体现中医辨证诊断具体问题具体对待的辩证法思想的鉴别方法，充分反映了同一疾病在不同的个体条件下会发生不同的病机转变的特点。

病体，即指病变所在的个体条件，近似于西医的个人史。个体条件主要包括生活状况、体质状况、年龄性别状况等，故病体鉴别主要分为生活史鉴别、体质鉴别。

1. 体质鉴别法 体质，即患者平日的身心素质。

中医的体质学说内容非常丰富，对体质与病证之间的易罹关系（易发倾向）也有较系统的认识。（详见王琦的《中医体质学说》）。

中医学认为，一个人平素的体质状况不仅常决定其是否发病，而且一旦发病之后，在很大程度上决定了其病变的性质，以及病变发展演变的趋势。因此，通过对患者素体的了解，常可以帮助诊断。

例如：素体血亏者——易招外风窃袭筋脉，如妇科头痛例。

肥胖体质（痰湿）——易发痰闭气机之证，如胸痹、痰饮、中痰。

阴虚火旺之体——感寒亦易从热化，如感冒引发喉痹。

阴盛阳微之体——受暑亦易从寒化，如暑湿引发久利。

又如《伤寒论》：① 邪热内陷：病发于阳者，热入因作结胸（纯实）；病发于阴者，因作痞也（实中夹虚）。② 风寒外犯：阳盛之体，多伤三阳，易从热化；阴盛之体，直中三阴，易从寒化。

再如《温热论》论湿温：阳盛之体，从热伤阴（热甚伤阴）；阴盛之躯，从寒伤阳（湿甚阳微）。"且吾吴湿邪害人最多。如面色白者，须要顾其阳气，湿胜则阳微也。如法应清凉，用到十分之六七，即不可过凉，盖恐湿热一去，阳亦衰微也。面色苍者，须要顾其津液，清凉到十分之六七，往往热减身寒者，不可便云虚寒而投补剂，恐炉烟虽熄，灰中有火也，须细察精详，方少少与之，慎不可漫然而进也。又有酒客里湿素盛，外邪入里，与之相抟。在阳旺之躯，胃湿恒多，在阴盛之体，脾湿亦不少，然其化热则一……"

2. 生活史鉴别法 《素问·疏五过论》曰："凡欲诊病者，必问饮食居处，阴阳喜怒，暴乐暴苦，始乐后苦，皆伤精气。"说明生活条件可以成为致病因素，尤其是内伤杂病关系更加直接。故了解其生活史，对鉴别病因、病机大有启示作用。

例如：过食肥甘者——多患痰湿积热之证。

喜熬夜纵欲者——多患阴虚火旺之证。

多劳体力者——多患中气不足之证。

多劳心神者——多患心肝血亏之证。

多愁善感者——多发气郁之证。

好胜争强者——多发肝旺火升之证。

纺织工、渔民、煤矿工——多患风湿历节之证。

生活于山岚瘴气之域者——多患湿浊、毒气之证。

如所附案例九，根据患者平素喜饮啤酒，大便欠畅，2～3日一行，大便先硬后软，偶有黏液，排稀便后觉全身舒适，考虑素体湿热盛。

（四）病时鉴别法（时间鉴别法）

中医很早就认识到并强调了天地运化、气血活动都是有其时间规律的——周期性。如五运六气、子午流注等，这些周期性的运动规律一直潜在地作用于人体的生理与病理活动。因此，通过了解发病的时间特点，可以提示病变在这些周期性规律作用下的病因、病机类型。

时间因素根据其周期性的长短，可分为日时、周时、时节（季时）、年时（运气）等，故也有相应的鉴别方法。

1. 日时鉴别法（时辰鉴别） 即根据病情起伏的时辰特点来鉴别其病证类型。古时辰分为子、丑、寅、卯、辰、巳、午、未、申、酉、戌、亥十二时。

1)《伤寒论》六经主气之各有旺时——病象进退之转折点。举例如下。

"太阳病，欲解时，从巳至未上。"（9）

——太阳病发热高峰在正午，得汗出。

"阳明病欲解时，从申至戌上。"（193）

——阳明病，日晡潮热，大便得下。

"少阳病欲解时，从寅至辰上。"（272）

——少阳病，弥更益烦，晨起口苦，便泻。

"太阴病欲解时，从亥至丑上。"（275）

——太阴病，入夜困倦，入夜发热。

"少阴病欲解时，从子至寅上。"（291）

——少阴病，子时突发胸闷短气，烦躁。

"厥阴病欲解时，从丑至卯上。"（328）

——厥阴病，夜半后胃痛，夜半醒。三阴交界，死亡高峰。

2）《黄帝内经》五脏旺时——五脏病变（内伤杂病）。

例如：姚荷生老先生曾治一顽困的"病毒性肺炎"。患儿随父在外地时期，患"病毒性肺炎"，经正规治疗半月余无效，病趋沉重，整日昏睡，喉中痰鸣辘辘，面色㿠白，大便略稀，小便自利色黄，舌质红，苔黄略厚腻，脉滑数，指纹粗紫淡，其症状有一突出点就是每日上午9～11时，气喘甚，其他时间则不显。其父曾按风热痰闭治疗，均无效果，请姚老会诊。姚老根据喘发的时辰特点，认为原有的诊断遗漏了脾气虚的病机，因脾气旺于巳时，患儿9～11时（正值巳时）发作气喘，正是气得脾旺之时而能上至于肺与邪相争之故，余时则气弱难与邪争，故喘微而昏沉似睡。因此，姚老主张在原方中加高丽参10 g助正祛邪即可，后果然服一剂而病情大减，气痰出而神醒。这是凭时辰鉴别，解决了诊断治疗之关键的一个典型例子。

又如：平旦自汗（平旦时自觉烦热而醒，热气上冲，继则汗出，多伴头晕，头痛，胸闷等症），属少阳风湿郁热（湿痹其经脉焦膜）。少阳旺时，气与湿争，欲透而未尽畅。有人用上焦宣痹汤加栀子（热重）、豨莶草、秦艽（风重）、佩兰、白豆蔻（湿重）治疗类似患者8例，治愈6例，好转1例，无效1例。

平旦腰痛（其以睡起腰脊酸痛板胀，活动之后渐缓减的特点），为血虚风湿痹着血分（多在肝经经脉，表证范围），肝经有一支络与肾通，所以可以用当归四逆汤（夹寒重）、秦艽四物汤（偏风重）、加味逍遥散等。

2. 周时鉴别法　中医有六日一期、五日一候的病程周期说，即五行、六气的性质转化，会各以五日、六日为一个周期地影响人体的生理病理活动。故通过了解发病的日期，可以帮助推测病因、病机的类别。

例如：《伤寒论》中存在大量的以病期描述帮助鉴别诊断的内容。

1）伤寒传经表里时序

"伤寒一日，太阳受之……"（4）

"始虽恶寒，二日自止，此为阳明病也。"（184）

"伤寒二三日（当传为阳明、少阳证），阳明少阳证不见者，为不传也。"（5）

"伤寒三日，三阳为尽，三阴当受邪……"（270）

"伤寒六七日，无大热，其人躁烦者，此为阳去入阴也。"（269）

伤寒外感，一日多在太阳，二日易传阳明，三日易传少阳，四日以上易传入阴经。

2）伤寒直中表里传变时序

"少阴病，得之二三日……以二三日无证，故微发汗也。"（302）

"少阴病，始得之……麻黄细辛附子汤主之。"（301）

"少阴病，得之二三日以上，心中烦，不得卧，黄连阿胶汤主之。"（303）

"少阴病，二三日不已，至四五日，腹痛，小便不利，四肢沉重疼痛，自下利者，此为有水气……真武汤主之。"（316）

二三日以内多表证。三日以上多转入里证。

又如《金匮要略·黄疸病脉证并治》："黄疸之病，当以十八日为期，治之十日以上瘥，反剧为难治。"过期不愈，说明正虚不能祛邪，邪将固着不解。

3. 季时鉴别法 季节气候的变化是影响疾病发生、演变的一个重要因素，尤其对外感时病更可以是直接病因。故结合季节的时间，可以推测时令主气的性质，进而提示可能的六淫病因，辅助鉴别诊断。

时令主气的一般规律（一年二十四节气，四个节气为一季时主气）：

大寒、立春、雨水、惊蛰为初之气——主厥阴风木之气质。

春分、清明、谷雨、立夏为二之气——主少阴君火之气质。

小满、芒种、夏至、小暑为三之气——主少阳相火之气质。

大暑、立秋、处暑、白露为四之气——主太阴湿土之气质。

秋分、寒露、霜降、立冬为五之气——主阳明燥金之气质。

小雪、大雪、冬至、小寒为六之气——主太阳寒水之气质。

因此，从常例来说，主气太过常有其时限致病的特点，即：初之气时，多病风温、春温；二之气时，多病温热；三之气时，多病暑温；四之气时，多病湿温；五之气时，多病温燥；六之气时，多病伤寒。据此，可以根据具体外感病例发病的季节，推测其可能的外感病因，意义很大！如江南春夏多雨，湿邪害人最广，夏令前后有"藿香正气丸一天用到晚"之习俗等。感冒表证的四季辨证用药（时令用药经验），详参《时病论》《六因条辨》等著作。另外《金匮要略》有"至而未至，至而不至，至而不去，至而太过"等说，值得重视！

如所附案例十咳嗽患者多在春夏两季为多，体现了季时鉴别法。

4. 年时鉴别法 即根据五运六气学说的年度周期，推算流行病，多发病的方法。

例如：《素问》中关于天干地支周期的六篇大论（略）。

1）《素问·五常政大论》——五运推算。

"……太虚寥廓，五运回薄，衰盛不同，损益相从……"

"……木曰敷和……敷和之纪……其病里急支满……"

"……金曰审平……审平之纪……其病咳……"

"……木曰发生……发生之纪……其病吐利……"

2）《素问·至真要大论》——六气推算。

厥阴司天，客胜则耳鸣掉眩，甚则咳；主胜则胸胁痛，舌难以言。

少阴司天，客胜则鼻嚏颈项强，肩背瞀热，头痛少气，发热耳聋目瞑，甚则胕肿，血溢，疮疡咳喘；主胜则心热烦躁，甚则胁痛支满。

太阴司天，客胜则首面胕肿，呼吸气喘；主胜则胸腹满，食已而瞀。

少阳司天，客胜则疹外发，及为疮疡，呕逆喉痹，头痛嗌肿，耳聋血溢，内为瘛疭；主胜则胸满咳仰息，甚而有血，手热。

阳明司天，清复内余，则咳衄嗌塞，心膈中热，咳不止而自血出者死。

太阳司天，客用则胸中不利，出清涕感寒则咳；主胜则喉嗌中鸣。

厥阴在泉，客胜则大关节不利，内为痉强拘瘛，外为不便；主胜则筋骨繇并，腰腹时痛。

······

（五）其他鉴别法

1. 相容性鉴别 相容性，即诸症象之间能否相容于同一诊断结论之中。

例如：恶热之症，可相容于阳明里热炽盛之证，不能相容于少阴虚寒证。

因为疾病自身总是客观统一的，若诊断结论能在逻辑上将其各种不同的症象统一于其下，说明诊断结论比较符合疾病的实际本质，若不能使其各种不同的症象得到统一的解释、理解，则可能不太符合疾病的实际本质。

相容性鉴别法，即根据症象统一性要求，来选择合适的病证诊断类型的方法。

例如：某患儿2～3日不大便，腹胀满而痛，拒按，身热，肢厥，神昏，时有谵语，脉沉尚有力。根据相容性原则，可将诸症统一考虑为阳明腑实、燥热内结证，治以大承气汤（神昏谵语相容于腑实热结，故不必再考虑心包营分热盛证）。

若该患儿还兼有脉细、舌干萎、身灼热而无汗，则不相容于上述诊断，即上述诊断与这些症象有着不合乎医理逻辑的矛盾性，而考虑为阳明经热伤阴（即腑实兼阴虚），就能使之得到合理的统一，治疗时可以增液承气汤之类。

若患儿兼现脉微弱而数疾，肢厥过肘膝，手足躁扰，则与上述两证皆不相容，而应考虑邪热已由阳入阴，兼涉厥阴阴阳错杂之机了（寒热虚实错杂，而实、热偏重者）。治疗可仿乌梅丸加减法，去桂枝、细辛，加生大黄、枳壳之类（如节段性肠炎，西洋参代人参）（注：阳烦阴躁，心烦体躁；肢厥过肘膝，多见于阳虚）。

【有关说明】相容性鉴别既是一种鉴别方法，更是一种鉴别原则。即一切的鉴别诊断方法，都是本着病例症象与诊断结论能否、如何达到逻辑解释的统一性来展开的。也就是说，对疾病进行辨证，甚至辨病诊断时，应尽可能地将所有的症状和病史等情况，统一考虑为尽可能单纯的证型，而在部分症象不能相容于该结论时，则应以此较类似或近似的另一些证型中，寻找能够将它们统一起来的结合类，再无法相容，才最后考虑是否属于兼证。

总之，相容性鉴别可以说是最后综合归纳的诊断原则。

如患者闫某，男，33岁，素喜饮酒，形体强壮，语声有力；面色淡黄，冬天怯寒，保暖易汗出；平时易感冒、疲劳乏力。1个月前受凉后出现咽痒咳嗽，咳黄脓痰，量多，自服用枇杷糖浆后诸症有所减。现咽稍痒咳嗽，咳嗽有浓痰带黄、量少，乏力，余平；舌淡红，苔稍厚质粗；脉缓偏细，两寸稍偏沉。

诊断：素体湿热，易外受风寒，内生痰热。

分析：以症状易感冒、乏力、脉细、两寸稍偏沉，容易误以为是气血不足，但形体强壮、语声有力与体质情况不符，又以素爱饮酒，为湿热之源。故当以疏风宣肺、清热化痰，兼以清湿热治疗，最后再以清湿热善后，此案例运用了相容性鉴别法。

2. 概率性鉴别 概率，即是临床的常见程度（经验、统计）。

临床由于疾病本质的复杂性（杂病）和症象表现的多样性，许多疾病的诊断（无论辨证还是辨病，尤其是辨证的灵活性），未必都能找到充分的诊断依据和鉴别指标。

在诊断及鉴别的依据不充分的情况下，则诊断结论会在若干疑似的类型之间徘徊。这时就应该根据临床出现的可能性大小来相对选择某一种类型作为首选诊断，这样符合疾病实际的概率也就更高。

概率性鉴别，即对若干疑似的诊断类型，在无法找到进一步的鉴别依据时，可根据现有症象（尤其是主诉）在临床的常见程度进行类型的排队比较，优先考虑出现概率最高的类型，暂时排除概率较小，甚至少见的类型（病证、病种皆可如此）。

例如：身痒持续不解者，有时并无其他的明显伴症，舌脉也未必有突出的变化。这时疑似的病证可以有：

A. 风袭肌表营分——可以无显著的外感病史

B. 湿热浸淫肌肤 ⎫

C. 血虚内生风燥 ⎭——可无显著的局部差异

D. 血分瘀热留恋等——亦可无危重病史

根据以身痒为主诉的好发概率：C＞B＞A＞D，故首先考虑血虚生风类（结合病较久，脉略细为相容）。

又如：近来但咳嗽持续不除者，余无其他不适，咳嗽自身特点也无显著差别（病轻而缠绵的病例），可见于：

A. 风寒束肺——并无怕冷，咳亦无痰。（第一）

B. 风热袭肺——并无发热，也无咽痛。（第三）

C. 痰饮阻肺——痰尚不能畅出，轻者舌脉无异常。（第二）

D. 痰热壅肺——咳亦不显。（第四）

E. 肺气阴虚——轻者虚象也不突出。（第五）

《黄帝内经》曰"形寒饮冷则伤肺"即强调了寒、饮为病，在肺的常见性。如：刘某在攻研期间，有一次病咳嗽月余，无余症可凭，自寻中、西医不见效，后请其导师杜芬先生处方，仅以三拗汤 2 剂而愈。问其诊断凭证，即提出经曰"形寒饮冷则伤肺"，故治咳嗽要慎用消炎、清热之品，因为咳嗽以肺气不宣为常，而以寒束最易。可以说但以咳嗽为主症者十有其七有寒风外束。缠绵不愈者，多因误用、早用消炎、清热之品。故临床可以根据以上概率，先按寒咳试治，如杏苏散、三拗汤，多能见效；不应，再考虑痰饮，如以枳桔二陈汤、苓桂术甘汤等。

如所附案例十一，根据患者的主诉及问诊、望诊，考虑主要是痰湿，但根据舌质淡红稍暗，两边有瘀点，再结合脉象沉细涩，左显，根据概率性鉴别原则，证候结论亦考虑有瘀血，治疗时用五灵脂、蒲黄炭等药物。

3. 排他性鉴别 排他，即除外其他的可能性。

排他性症象，即具有否定其他类型的症依据，包括：

⎧ 阳性依据——反现症（见前反现症鉴别）

⎩ 阴性依据——应现症而未出现

如：太阳病伤寒，虽以恶寒为主症，但一般情况，当伴发热、头痛，故未见发热或未见头痛，则似不当考虑太阳伤寒，尽管脉浮，也可能是太阴伤寒。

排他性鉴别法，即主要针对几种疑似类型，在鉴别的正面依据不充分时（包括反现症），通过应有的依据不具备而除去其中的一些类型，而间接推断余下类型的方法。

例如：《伤寒论》对"时作寒热，只伴呕逆而但寸脉浮者"（证形像桂枝）的鉴别诊断。

> 太阳风寒——（病如桂枝证）"但头不痛，项不强"，故除外
> 太阴风寒——并非手足温热突出，亦无四肢酸痛，故除外
> 少阴风寒——脉不沉，神不倦，故除外
> 少阳风寒——脉虽弦迟，但柴胡不中与也（治疗无效），故除外
> 少阳风痰（郁阻上焦胸膈，影响营卫宣发）——轻者未必发厥，甚者才会脉乍紧乍结，胸中痞硬痛，气冲咽喉而成痰结胸。故相容，只能考虑本证，以瓜蒂散吐之

又如：眩晕病，以眩晕为主诉，发作轻者，无其他突出伴症，而本症鉴别点也未必显著，而根据临床常见以下几种概率皆较高，这时可结合排他性鉴别法。

> 风阳偏亢——当脉弦劲，性情急躁。但脉不弦，头不胀痛，情绪平静，故除外
> 气血偏弱——脉不弱，形体尚健不弱，余无所苦，故除外
> 痰湿困阻——怪病多痰，湿性缠绵，虽无余症，可以相参故考虑之

考虑：偏实者，温胆汤加减；偏虚者，半夏白术天麻汤加减。

如前面病案闫某，冬天怯寒，保暖易汗出；平时易感冒、疲劳乏力；脉缓偏细，两寸稍偏沉。但根据其素喜饮酒，形体强壮，语声有力故诊断为：素体湿热，易外受风寒，内生痰热。此案例同时也体现了排他性鉴别法。

（六）各方法的综合应用

证候鉴别诊断对目标是确定辨证诊断的病证类别，而病证类别本身就是一种综合性的分类诊断，即"证"具有阶段的整体综合。因此，临床实际"某证"的单纯类型较少，而兼夹类型较多。故其鉴别诊断往往需要多种方法的联合运用，否则局限性大，灵活适应性差。

就一般运用规则而言：

（1）病症鉴别法——基础，最稳定可靠，但难度亦最大，成为证候规范的主导内容。具体方法之间，主症鉴别为必备条件，谛症鉴别、反现症鉴别、佐症鉴别为充分条件，其重要性递减，但其灵活性则递增。

（2）病史、病体、病时鉴别法——辅助，最灵活、简便，但准确度小。具体方法之间：病史鉴别——简便；病体鉴别——灵活；病时鉴别——不精确。

（3）其他鉴别法——补救，适用广泛，但主观随意性大。

相容性鉴别——广泛、原则（最终要求）。

概率性鉴别——临床适用（不确定性概率多）。

排他性鉴别——主观经验强（实际应有待确定）。

总之，鉴别方法的训练，应立足于"基础"方法，博学以辅助，学会用"补救"方法，学用相长，理验相促。

四、病种鉴别法

病种鉴别法主要是根据疾病表现的一贯性特点，来大致确定病变应属的病种类别的诊断方法。

一贯性——指全程、全貌的共性特点。

应属的病种类别——指相对稳定、机械的划归。

例如：

* 凡起病即以鼻塞流涕、喷嚏、头痛、咽喉不舒这一组上窍病象为主要表现者——伤风感冒。

* 凡起病即以战寒发热，休作有时为主要表现者——疟疾。

* 凡病变中以上吐下泻剧烈发作为主要表现者——霍乱。

* 凡大病之后，继发干咳而口中反有浊唾涎沫者——肺痿。

由于中医病种分类相对不够成熟，故其鉴别诊断方法也较粗略。一般主要依据以下 3 种比较通行的方法。

（1）特征鉴别法——现症的一贯特点。

（2）始因鉴别法——现症的始发特点。

（3）定势鉴别法——现症的转化特点。

1. 特征鉴别法　即根据疾病表现中比较稳定（一贯）的症象特征来鉴别其所属的病种类型。

这些特征一般都是有别于其他病种的主要或典型的症状与体征，往往能反映该病种病理本质的基本共性。举例如下。

（1）痉病——以身体强急抽搐为主要表现的一类疾病

轻者仅项背强几几——浅表仅在太阳经脉（神清，葛根汤）。

重者伴四肢抽搐——深入厥阴经脉（痉时昏厥，羚角钩藤汤之类）。

极重者伴角弓反张——殃及督脉（持续昏厥，已攻入脑，合三宝类）。

上述都有稳定一贯的经脉症象，总以风引筋脉有关。

（2）历节（即狭义的痹病——肢节痹病）

历节以肢节部位痹肿疼痛为一贯表现。

行痹——肢节病灶游走不定（风偏盛，防风汤之类）。

痛痹——肢节部位疼痛剧烈（寒偏盛，乌头汤之类）。

着痹——肢节病灶痹着不稳（湿偏盛，薏苡仁汤之类）。

热痹——肢节部位红肿突出（郁热性，桂枝白虎汤之类）。

尪痹——肢节部位肿硬变形（痰瘀性，宣痹化瘀涤痰汤加减）。

虚痹——肢节部位麻木，行动不便（气血虚胜，蠲痹汤之类）。

附：宣痹化瘀涤痰汤：露蜂房、乌梢蛇、䗪虫、当归、天南星、白芥子、姜黄、羌活、伸筋草、淫羊藿，豨莶草。瘀重加血竭、皂刺、乳香、没药；肢节变形

者加透骨草、寻骨风、自然铜；脊僵重加金狗脊、鹿角霜；兼低热或关节发热，去淫羊藿加黄柏、地骨皮（根据《中医内科学》教材，王永炎主编）。

历节，总以风湿流注关节，痹着其经络有关。

（3）其他

疟疾——以寒战壮热，休作有时（头痛汗出）为主征。

痢疾——以腹痛腹泻，里急后重，便下赤白脓血为主征。

咳嗽——以咳嗽咳痰为主征。

哮喘——以阵发性痰鸣气喘为主征。

眩晕——以头晕眼花为主征。

失眠——以经常性睡眠障碍为主征。

癫病——以精神抑郁，神志颠倒为主征。

狂病——以精神亢奋，神志狂躁为主征。

（以上二者皆因情志不遂，神乱而言动失常。）

痫病——以阵发性突然昏厥，仆僵，移时自醒为主要特征。

痞病——以心下（胸腹间）痞闷满胀不舒为主征。

呕吐——以反复呕吐为主要病痛。

噎膈——以食物吞咽困难为主要病痛。

泄泻——以大便频稀为主要病痛。

便秘——以排便困难（包括便结或便次少）为主要病痛。

黄疸——以面目黄染为特征表现的一类疾病。

臌胀——以腹部鼓胀如鼓（单腹胀大）为主征的一类疾病（转归）。

水肿——以躯体浮肿为主要表现的一类疾病，无论上下。

淋证——以小便不爽，小腹、尿道不适为主要表现的一类疾病。

癃闭——以排尿困难，点滴难出为主要表现的一类疾病。

关格——以下不能出而口不能入为主要表现的一类疾病。

遗精——以男子精液频繁自泄为主要病痛的一类疾病。

阳痿——以青壮年男子阴茎不能举坚为主要病痛的一类疾病。

血证——以严重或反复失血为主要病痛的一类疾病。

汗证——以严重或反复无故多汗为主要病痛的一类疾病。

消渴——以多饮、多食、多尿而形体消瘦为主要表现的一类疾病。

积聚——以胸腹积块为主要特征的一类疾病。

厥证——以突然性一时昏倒，不知人事为主征。

肥胖——以形体过分肥胖为主要痛苦的病变。

头痛——以头痛为突出痛苦的一类疾病。

痿病——以肢体痿弱（萎缩、无力）不用为主要特征的一类疾病。

腰痛——以腰部顽固疼痛为主要病痛的疾病。

从此可见，由于中医的病征分类方法在病种分类中占据了主导地位——即中医的病种命名，绝大多数根据主征确定，故特征鉴别法也历史地、自然地成为病种鉴别的最主要的方法。

特征鉴别法的运用，主要用于以病征命名为主（包括单独以病征，和病征结合其他命名）的病种鉴别，其关键在于对相关病种主征特点的准确把握和实际病例病变主诉的正确判断。

如：患者呕吐、脘腹胀痛、泄泻相互伴见时，要根据三症的轻重主次及先后标本来确定其何病种之所属，即其有以呕吐为主征者、以泄泻为主征者、以脘腹痛为主征者、以痞满为主征者、以吐泻交作为主征者、以腹痛腹泻为主征者，另有都不突出的特殊者。

2. 始因鉴别法　即根据病变的初始特点来鉴别其病种之所属的方法。

初始特点包括初起的症象特点（症、征起病等），初始的病理（本质）特点（或病因，或病所，或病机等）。因为有不少疾病，虽然有其比较固定的起止过程，在其病变的全程，病征特点会不断改变，病因、病位、病机也会发生转化、兼夹，因此很难根据全程的一贯性来确定其共性。但不管怎样改变，其病变的一般规律会受到起始病型的制约和影响，故通过对初始特点的区别，可以在一定程度上确定不同病种的不同规律性。

例如：伤寒病，其全貌有六经伤寒之不同（直中），全程有六经传变之不同（传经）。它们的病变主征很难统一，但初始病征有其共性。

病初：

太阳病：发热恶寒，头项痛。

阳明病：身热，汗自出，不恶寒（恶寒二日自止）。

少阳病：寒热往来，呕逆。

太阴病：恶寒，手足自温。

少阴病：恶寒神倦。

厥阴病：恶寒肢厥。

……

但它们初起必恶寒——始伤于寒邪！或发热或不发热，称为直中伤寒。伴发热者——三阳伤寒；不发热者——三阴中寒。

传经：始于太阳伤寒数日后。

传入阳明化热入里——阳明燥热内结（承气）。

传入少阳郁火动水——少阳水火交结（结胸）。

传入太阴寒与湿合——太阴中寒夹湿（理中）。

传入少阴：

A. 伤阳——少阴虚寒（四逆汤）。

B. 伤阴——少阴邪热伤阴（黄连阿胶汤）。

传入厥阴：

A. 寒化——厥阴寒饮上逆（吴茱萸汤）。

B. 热化——厥阴风热下迫（白头翁汤）。

C. 寒热错杂——厥阴风动于内（乌梅丸）。

虽然传经伤寒从化不同，但初始都从伤寒而来，初起都有受寒过程——恶寒史，所以可以根据初起都以恶寒为主症的特点，确定初始都病于外感风寒病因。故根据初病伤寒的共同特点，可将它们都确定为伤寒病。

受此制约，一切伤寒病型，注重除寒救阳自不待言，即便诸热化病型，也要时刻注意外寒是否已罢，单独清、下不宜过早过重。

如：伤寒病阳明燥热内结者——下之不宜太早，"下不嫌迟"。

伤寒病少阳水火内结（结胸）者——表解乃可攻之。

伤寒病，厥阴寒热错杂者——偏重温药，兼顾祛表寒。

又如：郁病，在全程与全貌的演变过程中，有气郁、血郁、火郁、湿郁、痰郁、食郁及五脏的气血精神的耗伤等不同病型，表现特征也各有不同。

但不论何种类型，初始病变总以情志不遂为始因，以精神抑郁、情绪不宁为始征，久久不除而变生他症。故《丹溪心法·六郁》虽提出六郁之说，但《古今医统大全·郁证门》则把情志之郁作为郁病的病种提纲，指出："郁为七情不舒，遂成郁结，既郁之久，变病多端。"也就是说，诸郁、诸虚皆始于情志不畅，气机郁滞。治疗不仅要注意芳香舒气、轻清解郁，尤其要注意情志开导，所谓"郁证全在病者能移情易性"（《临证指南医案·郁》）。

情志不遂：忧愁、思虑、悲哀等情志内伤病史 ⟶ 气机失其调畅 ⟶ 胸腹不定位的满闷痞胀。

* 气不行血——血郁：固定、刺痛、色暗。
* 气聚生热——火郁：急躁、灼痛、便结、头痛、耳鸣。
* 气不运湿——湿郁：腹满、身重、便溏。
* 气不布津——痰郁：胸痹、咽梗、痰核。
* 气不运谷——食郁：脘痞、少食、嗳气。

若食郁不能化生气血，耗精伤神 ⟶ 兼发脏虚，情绪不安。

* 心肺气液两伤——百合病、脏躁。
* 心脾气血两伤——惊悸。
* 心肝血亏神浮——健忘。
* 心肾阴亏火旺——失眠。

如所附案例八，感冒后遗症患者的辨证思路上体现了始因鉴别法。

3. 定势鉴别法　即根据病变发展的固定趋势之不同，来鉴别其病种之所属类别的方法。

固定趋势，包括症象相继转变的一定次序和病理发展的一般规律。

有一些病种，其过程虽然清楚，但其来因去路十分复杂，症象表现也前后变化，无法根据前两种方法加以鉴别确定，但可根据其全程衍变的稳定规律加以区分与鉴别。

例如：虚劳，其始发因素，既可以是禀赋不足，也可以是后天失养，也可以是病久所伤，而病久所伤者，既可以是情志、劳役内伤而来，也可以是外感六淫迁延日久或重伤不复所致，甚至还有药邪所伤。故《理虚元鉴·虚症有六因》云："有先天之因，有后天之因，有痘疹及病后之因，有外感之因，有境遇之因，有医药之因。"其虚损病位遍及五脏，病机涉及气血津液阴阳精神各方面。其表现症象各随其所伤之脏腑、所伤之气血等而各异，而且病势之轻重、浅深、缓急也各不相同。但它有一个共同的发展规律，即自始至终，总以正气衰退为主，病势自轻而重、自浅而深地缓慢发展，是所在脏腑精气的慢性虚损过程。其临床表现具有时轻时重，主次不定，缓慢缠绵的特点。故病变具有以上基本的发展特点者，无论其具体症状如何，皆可考虑为虚劳。

又如：中风病，根据其突发演变的一系列典型过程，发病前常有风动之先兆，素有眩晕耳鸣、头痛、肢体麻木、颤动等，发时突然昏仆不识人，病后遗留半身不遂、口舌歪斜、言语謇涩。

又如：外感发热与内伤发热的鉴别诊断，主要根据其病势发展之轻重缓急、转归之不同进行鉴别。两者虽然均可以发热为主症，但外感病起病急促而热势较重，其后症象转变较急重显露。内伤病起病渐缓，热势较低，缠绵起伏，其后症象转变和缓隐匿。

4. 鉴别方法的运用举例　以上3种不同的病种鉴别方法在实际使用中经常是结合运用的。因为许多病种是复合命名，故可以从不同的命名角度找出其鉴别点，也可以多角度结合，使鉴别依据更加充分，诊断更加准确。

例如：胸痹，可以用特征鉴别加定势鉴别。即胸痹以胸部憋闷疼痛为主症，以胸阳痹阻为一贯病机，以此可以区别于肺痈、悬饮等疑似病种。

又如：肺胀，以定势加始因鉴别，即以咳喘反复发作迁延不愈为初始特点，以肺气壅滞为一般病机，以此区别于咳嗽、喘证等疑似病种。

5. 鉴别诊断综合举例　作业：请每位同学从老师提供的实例录音案例中，选择一例整理出原始过程的文字记录，对此过程记录，标识分析其中所运用的鉴别诊断法及其鉴别意义，并发现其不足之处。

第四节　中医的病证分类

一、医学之疾病分类

1. 疾病分类之名义

（1）分类与科学分类

* 分类——是运用逻辑方法，根据事物之间的异同关系，将它们划分为若干不同的类别（即分门别类），以便对复杂的事物及其关系达到系统化、条理化的认识与把握。

所谓举纲以张目，提纲以挈领，思维有路数，推敲循章法，都是取决于对知识集合的分类框架。

* 科学分类——根据事物的本质差异，按照一致的标准，进行系统化分类。

例如动物的分类：禽、兽、畜、虫；界、类、种、科。

（2）疾病分类与疾病分类学

* 疾病分类——根据疾病之间差异（共同点与不同点），按照一定的逻辑关系，将众多疾病进行分门别类地划分区别，形成具有一定从属关系的类别体系——分类纲目，作为诊断时的医理模式和思维框架。

例如：西医之内、外、妇、儿科；中医之外感、内伤、杂病。

* 疾病分类学——是专门研究疾病分类方法与疾病命名形式的一门学科，是医

学理论研究与医学临床研究沟通的纽带和汇聚的交点。

例如:《伤寒论》六经病证分类方法;《金匮要略》脏腑病证分类方法。

2. 疾病分类之意义

（1）系统总结人类认识疾病的基本成果：即医学对疾病的认识水平，最后将系统而集中地表现在对疾病如何进行科学分类的水平上。下面以西医学的发展史为例。

医学理论的诞生，以疾病分类的出现为标志。

根据史料和实物考证：在医学诞生之前，人类为了治疗和克服疾病，早在八千年前就产生了医术，以后渐从人群中分离出职业医生和巫医；再随着经验的积累，又注意到疾病之间的区别，并自觉不自觉地积累了部分疾病分类的知识，形成了理性的医学观念和学说。

但直到印度的《寿命吠陀》、中国的《五十二病方》、古希腊的《希波克拉底文集》等书籍，以初步的疾病分类观念出现，比较系统、详细地论述了多种不同的疾病及其原因和病理变化，才标志着人类专门学科——医学的诞生。

医学理论发展的每一阶段的重大突破，首先表现为疾病分类观念和方法的变更。

16 世纪后，安德烈·维萨里《人体的构造》，使疾病分类学重新建立在人体解剖学的实观基础之上，使临床医学（尤其是外科学）取得长足进步，跨入近代医学的科学时代。

17 世纪之后，哈维的循环生理学、魏尔啸的细胞病理学、巴斯德的循环生物学使疾病分类方法不断向纵深发展，即在分类疾病时，大量采用这些学科的医学成果和概念，使近代医学的诊疗水平迅速提高。

现代医学的研究成果使疾病分类方法更进一步地深化到亚细胞、大分子水平，并大量运用免疫学发病机制来分类疾病，使疾病分类更准确、更可靠、更细微，导致病种的重组与再划分和许多新病种的发现，如肾小球肾炎的重新分类、风湿病的重组与增容、血液病新病种的发现等。《希氏内科学》病种分类：20 世纪约有 5500 余种，现在版认为到了几乎无法统计的程度。

总之，疾病分类的研究贯穿于医学发展史的全过程，不仅与医学水平的发展形影相随，而且集中反映了人类认识疾病的总体水平。

（2）直接指导疾病诊断的理念与思路：即疾病分类模式 ⟶ 诊断思维框架 ⟶ 诊断目标与结论。

如感染性疾病的中西分类的对比（病因分类的差异）：

西医注重病原实体观念——病毒、细菌、真菌、支原体等。

中医注重病原性质观念——伤寒、风湿、湿温、暑温、火毒等。

再如前所述的大叶性肺炎与风温气分热炽之例、肠伤寒与湿温、乙脑与暑温。

（3）启迪思路，理顺线索，多方面推动医学研究的发展

1）疾病分类的方法、框架始终是医学发展的焦点问题。如胃炎的分类（西医）；胃脘痛的分类（中医）。

2）疾病分类体系是基础理论与应用技术的过渡环节。如《希氏内科学》的不

断更新，《伤寒论》《温病学》作为中医临床基础，都是因为疾病分类体系问题。

3）疾病分类的成果不仅直接影响临床医学的诊断水平，而且间接关乎医学其他分支学科和相关学科的研究。如药理学药效分类；气象医学、时间医学、心理医学的崛起。

二、中医疾病分类简史

中医疾病分类，历史久远，几乎贯穿于中医学术发展的全程。中医学理论与实践的各阶段性飞跃，最终都集中在中医学对疾病分类的拓展与创新上。

中医疾病分类的特点如下。

分类方法：丰富多样，但很不规范。

分类内容：详证略病，也很不统一。

分类研究：缺乏专门研究，中医疾病分类学从未独立出来。

中医疾病分类的整个发展史大致分为五个阶段。

1. 起源阶段——春秋战国以前

（1）早在甲骨文（殷商以前）——疾首、疾目、疾腹等——按部位分病。

（2）《周礼·天官》——疾医、疡医、食医等——分科论病。

（3）《山海经》——瘿、瘕、痹、痔、疥、疟等38种病名——按主证分类。

（4）《五十二病方》（中医最早的文献）——马不痫、羊不痫、癫疾、骨疽等五十二种病名——开始了比较明确的疾病分类工作，即按病征、病因、病位等多方面分类。

（5）《黄帝内经》

* 论述病名达200多种，其中有以病种形式进行的专篇讨论。

* 论及疾病分类的理论思路：强调上至天文气候，下至地理环境，中通人情社会（生活方式、心理因素）等，均应作为疾病分类的依据。

* 开始使用病征特点结合脏腑归属的病种分类方法，如咳、痛、风、痹、痿、厥、肿胀、癫狂、痈疽等。

* 提出"病机十九条"（《素问·至真要大论》），为病证分类的雏形。

2. 奠基阶段——秦汉三国期间　东汉张机的《伤寒杂病论》奠定了中医疾病系统分类的模式，创立了既有辨病分类，又有辨证分类而且辨病与辨证有机结合的范例。

《金匮要略》部分——专论内伤杂病，系统分类列述了内、外、妇科的70余个病种——以病种分类为主（结合辨证，各有若干证型）。

《伤寒论》部分——专论外感卒病（伤寒），系统分类列述了六经系统的206个证型——以病证分类为主（辅以辨病约40个左右）。

《伤寒杂病论》首创辨病与辨证相结合的疾病分类方法。

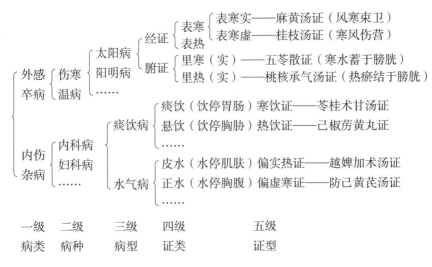

总之，《伤寒杂病论》分类层次分明，纲目合理，概念清楚，标准统一，严谨而适用（水平较高），极大地推动了中医诊疗水平的整体提高，尤其以首创辨证论治的经典示范作用，成为中医学发展史上里程碑！

时至今日，中医疾病分类框架仍未超出其模式。

3. 积累阶段——晋唐隋宋金元时期　在此期间，中医药学知识、经验，包括疾病分类都经历了一个较长时期的积累过程。

（1）晋唐隋期间——徘徊

＊中医学总体着重方书的研究，如《备急千金要方》《外台秘要》《济生方》《普济方》等。

＊忽视病理研究，疾病分类进展徘徊不前。

晋代葛洪《肘后备急方》：对传染病的认识达到较高水平（天花——天行发斑疮）。南齐龚庆宣《刘涓子鬼遗方》：对痈、疽、疔、疖等外科病分类明确。隋代巢元方《诸病源候论》：以病种为纲，试图对疾病分类进行全面整理（以内科分6门，外科27门，眼科38门，妇科140门，另外涉及传染病、儿科病）。

但总体来看，分类准则不切实际，分类方法层次混乱，故对中医发展未有重大突破，未能产生重大影响。

（2）宋金元期间——定向：中医学辨证论治思想再次显露优势，转而注重发病机制的研究，推动了疾病分类的发展。

1）刘河间《素问玄机原病式》：发展了《黄帝内经》"病机十九条"的疾病分类思路，在其基础上增补了大量内容，对众多病症的病因、病所做了归类研究。

2）张元素《脏腑标本寒热虚实用药式》《医学启源》：系统提出以脏腑经络为纲的疾病分类方法，各纲之下设表里分目，再结合病因、病机，对疾病与症证进行了较系统的分类，并以此作为系统分析药用机制和主治范围的医理模式（以此归类）。

从此，中医疾病分类完全改变了以往疾病分类杂乱无章的局面。

3）宋代众多《伤寒论》注家，在详细研究、阐述《伤寒论》诸证（症候群）的病因、病所、病机及六经分属之后，重新倡导张仲景辨证为本、结合辨病的诊断分类原则。

4）李东垣、朱丹溪及其弟子，在内科杂病的创新研究中，突出了辨证论治的特色，使辨证分类的方法得到进一步的肯定和巩固。例如脾虚伏火证类采用升阳散火方法，阴虚火旺证类采用滋阴降火方法等，具有广泛的运用性，而不局限于专病专用。

总之，此时期中医学经过众多医家正反经验的探索，使疾病分类的观念最终转向以辨证为主导的方向发展，从而带动了一大批新的生理、病理学说和药理理论的创立，促进了中医学的重大发展。

4. 发展阶段——明清时代 此时期，中医各科都沿着证病结合、辨证为本的方向稳步发展。

（1）李时珍《本草纲目》：以张氏《脏腑标本寒热虚实用药式》作为总论，使中药药理理论与辨证疾病分类理论紧密衔接，融为一体。

（2）《伤寒论》注家发挥：结合《黄帝内经》"标本中气"等学说，深入系统地阐发了六经辨证方法的理论基础和诊断意义。如柯琴的《伤寒来苏集》提出了疾病分类的名言："六经乃万病之六经，非独伤寒也"，"但当于六经中求根本，不当于病名上寻枝节"。陈修园的《伤寒论浅注》、唐容川的《伤寒论浅注补正》，结合标本中气，倡导六经六气为纲，结合脏腑经络的分类体系。

（3）温病学说崛起：系统建立三焦、卫气营血的辨证方法，极大地弥补了《伤寒论》辨证分类体系的缺陷，丰富了中医对外感时病的辨证内容。

（4）临床各科病、证分类体系的全面形成（证病结合分类）:《时病论》（清代雷少逸）对时行温热病变进行系统命名，分为8类76种;《证治准绳》（明代王肯堂）、《景岳全书》（明代张介宾）、《医宗金鉴》（清代吴谦等），按科分类，按类分病，按病分证，辨证论治（以病纲，分证论治，症理法方药一贯到底），成为中医近代各科教材的蓝本。

总之，中医药学至此，已围绕着以辨证为主的疾病分类体系方法，形成了比较完整的辨证论治体系，与西方医学以辨病为主的疾病分类体系有了质的区别。

5. 汇通阶段——民国至今 20世纪以后，中医药学发展的基本特点之一为系统全面地整理学术思想、医疗经验。随着西方医学的冲击和中医教育、医疗、科研社会化正规式的发展，迫切要求中医药学对其旧有的各种理论学说和散在经验进行全面汇通和系统总结，以形成全面规范的理论体系，其中首当其冲的是中医诊断分类——疾病分类的不统一问题。

6. 中医疾病分类体系——略病详证现状

（1）基本现象

﹡病名诊断概念混乱，称谓繁杂，名实异同、内容交错！

如：滞下（《黄帝内经》）——下利（《伤寒论》）——痢疾（《温病条辨》）——便脓血（民间）。

﹡辨证诊断，辨证纲领达七八种之多，彼此未能融合沟通。

如：同遇感冒，究竟选择哪种辨证纲领呢？用三焦、六经、卫气营血、脏腑辨证所得的不同结论之间有何关系？（通常《中医内科学》所用的脏腑辨证方法远不能统括感冒各证型）

（2）产生原因：传统封建私有制条件下：

个体行医方式
方儒行医风气 } ⟶ {
对疾病缺乏全程全貌的系统观察
文献资料散漫，学术经验交流不够
各承师门家技，观念各执一端
客观证实不够，客观总结困难
}

⟶ 造成学术偏见，主观强调，各取所需，缺乏公允，以偏概全

（3）负面效应：这种略病详证的现状潜在地、普遍地制约了中医药学各方面的顺利发展，反映在以下几方面。

1）正规教育与对外交流——口径不统一，框架不清晰，认识较混乱。

2）科研设计与学术交流——研究对象不确定，研究结论难以公认。

3）经验总结与成果推广——难以形成共同语言，思想交流有障碍。

4）医政管理与产业发展——诊疗技术难规范，产品服务难以规模化。

（4）汇通规范：国内不少有识之士对此进行了专门研究。

1）汇通研究——主要沟通各种证、病分类纲领与方法：20 世纪 50 年代，姚荷生先生提出"统一中医诊断分类"，做了初步探讨；20 世纪 70 年代，万友生先生提出"寒温统一论""内外统一论"。

2）规范研究——对中医证、病类别进行系统规定：20 世纪 80 年代，彭南《中医证候辨证规范》、邓铁涛《中医证候规范》、欧阳琦《临床必读》（698 个），对常见证型做了系统规定。张震《中医疾病的整理研究》（3671 个）、朱文锋《内科疾病中医诊疗体系》（内科 302 个），对中医病名进行分类整理、标准规定。

20 世纪 90 年代：明确提出"中医疾病分类"专题研究。

1994 年，国家中医药管理局颁发了《中医病证诊断疗效标准》，1995 年颁发了国家标准 GB/T15657—1995《中医病证分类与代码》。

朱文锋：《中医疾病分类方法和基本框架》（《中国医药学报》，1995 年 3 月）（狭义：病种）。

姚荷生：《伤寒论有关的疾病分类纲目》（1995 年 10 月）（着重证名）。

湖南中医学院中医诊断研究所：中华人民共和国国家标准《中医临床诊疗术语》。

当前 21 世纪，江西中医药大学姚荷生著作整理小组将要发表《姚荷生中医辨证疾病分类纲目（伤寒论部分）》（太阳病证治体系 13 个证治类型已在《江西中医药》公开发表）。

（5）存在问题

1）病名的混乱：名同实异、名异实同等。这样导致辨病的指导价值没有向西医那样充分发挥出来。

2）证候分类方法的多样性：导致不能相互沟通，难以应对临床繁纷复杂的病证变化等。

大量内外病因相互夹杂的疑难杂病，如疟、痢、疸、痹等，其证型分类十分不完整。如阳黄与阴黄的分类是按病因，还是按病所？阳水与阴水的分类是按病机，还是按病所？

三、中医病证分类原则与方法

1. 病证分类原则

（1）根据病因、病所、病机要素的差异性，进行病证类型的分门别类。

（2）病证分类的目的，是要能够区别疾病本质变化的最小病理单元——某种病因作用某处病所产生某种病机的完整类型。

（3）病证分类的框架，要形成树状分级的概念逻辑关系，力求达到始于阴阳、终于方证的思维路径。

（4）证型集合中各证型既相互独立又互有归属，整体相系。

2. 病证分类方法　不论哪种辨证方法，都不离乎病因、病所、病机三大要素的有机结合。

（1）以病因为纲，结合病所、病机：举例如下。

风淫证——风袭肌表（桂枝汤）
　　　　　风伤肺窍（杏苏散）
　　　　　风中经络（大秦艽汤）

寒淫证——寒束肌表（麻黄汤）
　　　　　寒凝经脉（乌头汤）
　　　　　寒中内脏（大乌头煎或乌头赤石脂丸）

湿淫证——湿困肌肤（金不换正气散）
　　　　　湿痹关节（三痹汤）
　　　　　湿阻于内（香砂平胃散）

伤食证——食滞胃脘（保和丸）
　　　　　食积肠间（枳实导滞丸）

劳伤证——劳心伤神（酸枣仁汤）
　　　　　劳役伤气（补中益气汤）
　　　　　房劳伤精（龟鹿二仙膏）

特点：详于病因分类，病所分类粗泛。

（2）以病所为纲，结合病因、病机：举例如下。

以脏腑分类——肺虚受风（玉屏风散）
　　　　　　　脾虚停湿（理脾涤饮汤）
　　　　　　　心脉痹阻（桂枝薤白汤）
　　　　　　　肝风内动（羚角钩藤汤）
　　　　　　　肾精亏虚（河车大造丸）

以经络分类——十二经各有是动、所生（针灸）
　　　　　　　风痰阻滞阳明经脉（牵正散）
　　　　　　　冲气上逆（旋覆代赭汤）

以三焦分类——上焦伏暑（杏仁汤）
　　　　　　　中焦痰热（小陷胸汤）
　　　　　　　下焦阴亏（加减复脉汤）

以六经分类——太阳水逆（五苓散）

　　　　　　　阳明燥结（承气汤）

　　　　　　　少阴火热伤阴（黄连阿胶汤）

特点：详于病所分类，病因、病机分类较疏漏。

（3）以病机为纲，结合病因病所：举例如下。

以营卫气血分类——风热犯卫（桑菊饮）

　　　　　　　　暑热入营（清营汤）

　　　　　　　　营弱卫强（桂枝汤）

　　　　　　　　气分热炽（白虎汤）

　　　　　　　　火热动血（犀角地黄汤）

　　　　　　　　血寒凝痹（当归四逆汤）

以气血津液分类——中气下陷（补中益气汤）

　　　　　　　　血虚受风（秦艽四物汤）

　　　　　　　　津亏风燥（桑麻丸）

　　　　　　　　风痰流注（指迷茯苓丸）

　　　　　　　　血瘀气滞（血府逐瘀汤）

　　　　　　　　饮停胸胁（十枣汤）

以阴阳精神分类——阴虚阳亢（镇肝熄风汤）

　　　　　　　　阴阳两虚（肾气丸）

　　　　　　　　精气空虚（龟鹿二仙膏）

　　　　　　　　热闭心神（安宫牛黄丸）

　　　　　　　　阳气亡脱（参附汤）

　　　　　　　　气阴亡脱（生脉散）

特点：详于病机分类，病所、病因类较含混。

（4）以六要为纲，阴阳统之（八纲）：举例如下。表寒里热俱实；虚寒格热；寒热虚实夹杂；表里俱热；本虚标实；内闭外脱。

特点：涵盖面大，病因、病所、病机皆在其中，但分类大而粗，不够具体准确，实为以阴阳相互对待的原则，对病因、病所、病机的最大分类。

总而言之，上述各种方法都是以病因、病所、病机作为分类的基本要素，只是因以何者为纲、何者为目，各有侧重且详略不同，其次是病所的界定范围不同，因而形成了各有所长的辨证分类方法。

附：方证分类——以方类证

举例：柴胡证、桂枝证、乌梅丸证、陷胸汤证。

特点：简单方便，述叙称道；学习记忆，对号入座。

弊端：过分使用，产生懒汉作风，唯方唯药，经验主义。

说明：首倡六经分类的宗师张仲景有"太阳病桂枝证""柴胡汤证俱"等说法，素来主张于六经中求根本的柯琴在注解《伤寒论》时，都几乎全部以某汤证来作为伤寒论的疾病名称。

其实这只是仲师为了肯定某一单元的基本法则与叙证方便，说过几句这样的话，柯氏为了整理文献的方便，根据这几句话，采用过以方汇证的办法，这并不等于指示后人以此作为诊断分类的指标。试观《伤寒论》原文，完全以六经脉证分篇，柯氏注解亦必首列六经脉证总论，即可为证。

后人避难就易，觉得以方套证，能比较直接地掌握疾病与治法的关系，动辄即以某方证作为临床诊断分类的口头禅，渐至养成每逢临床，不耐烦从四诊中多方面搜集证据、以综合判断来决定治疗的方法，每每都是患者主诉未毕，方药即先入脑，认为这就是某方证便处方药了。

复诊时，若幸而获效（尤其是常见病证），更使他认为这是不二法门的诊断捷径；不幸未效或恶化，也不过根据当时不同的主诉，另选他方。即使同情患者，肯动脑筋者，仍不外从方药种类上多加追求，并不肯从诊断立法上反复考虑。因此，便形成"向症发药"的恶劣作风，招致"对症治疗"的错误看法。

要知道，且不说主治明确的名方太少，而且疾病实例也很不容易如此单纯、巧合，而且会使医者因一二治不中，则不知所措，不知从何处追求调整，尤其用于疑难杂症，简直会流弊百出。

四、中医病证分类框架

1. 病因辨证框架　可参考《姚荷生论六因辨证》（《江西中医药》）。
举例：伤湿辨证。

$$
湿淫证 \begin{cases} 湿伤于外 \begin{cases} 伤于上部：如芳香化浊法加蔓荆子、豨莶草证 \\ 伤于肌表：如九味羌活汤证、银翘香薷饮证 \\ （兼风暑）伤于腠理：如荆防败毒散证 \\ 流注关节：如中焦宣痹汤证、加减木防己汤证 \end{cases} \\ 湿困于内 \begin{cases} 湿郁胸膈：如三香散证 \\ 湿阻中脘：如胃苓汤证、连朴饮证 \\ 湿渗下部：如肾着汤证、断下渗湿汤证 \end{cases} \\ 内外合湿 \begin{cases} 寒湿相合：如藿香正气散证 \\ 湿热相合：如甘露消毒丹证 \end{cases} \end{cases}
$$

（兼寒热）

注：因临床上病因有兼夹不同，此辨证框架侧重外感病因，内伤病因之七情相关证候不易明确，且病所界定粗疏。此框架多结合形体、苗窍划分。

如所附案例十二，过敏性鼻炎患者反复鼻塞流涕4年余，吹风或闻灰尘后鼻塞、鼻痒加重伴打喷嚏，流清水样鼻涕，无鼻干鼻痛，卧位时胸闷，常于夏秋季节发病。诊断考虑以风湿为主，病所以阳明为主，治法以祛风除湿为主，在临床取得了一定的疗效。

2. 脏腑辨证框架　可参考《姚荷生脏腑辨证论要（一）、（二）、（三）》（《江西中医药》）。
举例：脾病辨证。

脾虚证
- 脾气虚证：六君子汤
- 脾阳虚证：理中汤
- 脾营不足证：建中汤
- 脾阴不足证：参乳饮加黄精、怀山药、麦冬、石斛、麻仁之类

脾实证
- 寒实困脾：茵陈五苓散
- 湿热蕴脾：茵陈栀子柏皮汤
- 瘀浊内结：阿魏丸
- 食虫内积：消疳理脾汤

虚实夹杂
- 阳虚水湿内停证：实脾饮、肾着汤
- 气虚痰湿内生证：半夏白术天麻汤、理脾涤饮汤
- 营虚中寒证：大建中汤
- 阴虚燥结证：麻仁丸
- 脾虚积滞证：肥儿丸

如所附案例十三，更年期诸症患者，结合其症状如潮热汗出6年，眼睛干涩，腰酸腿疼，有时需停歇片刻才能站起，手指枯燥，脉弦略弹指见减，左尺微沉等；根据理论《素问·上古天真论》"七七，任脉虚，太冲脉衰少，天癸竭，地道不通，故形坏而无子也"，考虑其肝肾阴血不足，阳气易浮动。

3. 经络辨证框架 注意补充奇经八脉辨证，可参考李时珍《奇经八脉考》。
举例：督脉病证。

实证
- 真头痛——寒攻脑髓
- 发痉——风火上攻

虚证
- 先天痴呆——精髓不足
- 天柱倒塌——精气亏空

4. 六经辨证框架 可参考姚荷生《伤寒论疾病分类纲目》（研究生内部教材）。
举例如下。
（1）太阳病辨证

太阳表证
- 太阳伤寒（风寒表实）——麻黄汤证
- 太阳中风（寒风表虚）——桂枝汤证
- 太阳风温（风热表实）——银翘散证
- 太阳风湿（湿痹）——麻黄加术汤
- 太阳中暍（风暑）——新加香薷饮

太阳里证
- 水蓄膀胱（寒动水蓄）——五苓散证
- 热结膀胱（热瘀互结）——桃核承气汤证

表里兼证 {
水饮犯肺——小青龙汤证
寒风闭热——大青龙汤证
水郁肤表——文蛤散证
}

（2）少阴病辨证

少阴表证 {
风寒外束——麻附细辛汤
凉燥上闭——半夏散及汤
风热外犯——加减银翘散
温燥上袭——猪肤汤、苦酒汤
}

少阴里证 {
虚证 {
虚寒——四逆汤
虚热——黄连阿胶汤
气血空虚——炙甘草汤
阴阳两虚——肾气丸
}
实证 {
热结旁流——增液承气汤
冷结关元——半硫丸
}
}

表里兼证 {
阳虚湿痹——附子汤（骨节）
阴虚燥热——养阴清肺汤（苗窍）
}

如所附案例十二，过敏性鼻炎患者诊断考虑以风湿犯阳明经之鼻窍为主，治法以祛风除湿通鼻窍为主，在临床取得了一定的疗效。

5. 三焦辨证框架　可参考吴鞠通《温病条辨》。
举例：上焦病辨证。

上焦风温 {
手太阴卫分——桑菊饮
手太阳营分——银翘散
手太阴气分——麻杏石甘汤
手厥阴血分——清宫汤合至宝丹
}

上焦湿温 {
手太阴卫分——杏仁汤
手少阴营分——银翘马勃散
手少阳气分——宣痹汤
手厥阴血分——菖蒲郁金汤合紫雪丹
}

如所附案例十四，喉痹患者，根据其症状咽中烧灼不适、略肿、微痛，咽中略紧、干时甚，伴颈部两侧不适，口干、欲饮凉、但饮不多，常欲少饮润咽，晨起刷牙时常干呕等，证候结论为：上焦湿热，痰火阻结咽喉。处方给予上焦宣痹汤合温胆汤加减。

6. 卫气营血辨证框架　可参考叶天士《温热病篇》。
举例：气分病辨证。

温热证 {
热壅于肺——竹叶石膏汤
热炽于胃——白虎汤
热结于肠——承气汤
热郁胸膈——栀子豉汤
热郁胆经——黄连黄芩汤
热斥三焦——黄连解毒汤
}

湿温证 {
手太阴湿温——加减苇茎汤
足太阴湿温——三仁汤
手阳明湿温——枳实导滞汤
足阳明湿温——加减小陷胸汤
手少阳湿温——杏仁滑石汤
足少阳湿温——蒿芩清胆汤
}

如所附案例十五，汗证患者，主诉为冷热不调、汗多恶风 4 年余。恶风寒，吹风则身冷痛、后背凉，自觉手臂处有风窜动、肿胀感；头顶恶风，伴眼胀、有冰凉感，欲得温暖则舒。综合分析得出证候结论为久病卫营血气皆虚，湿气滞表，风气时袭。方药给予薯蓣丸加减。

7. 气血津液辨证

举例：痰饮病证。

风痰证 {
犯肺——金沸草散
在肝——防风丸合三蛇胆陈皮末
}

寒痰证 {
犯肺——二陈汤加姜、桂
在脾——理中化痰丸
}

湿痰证 {
肺脾——二术二陈汤
肝脾——半夏白术天麻汤
}

燥痰证 {
肺脾——杏仁煎
肺肾——金水六君煎
}

热痰证 {
肺胃——清气化痰丸
胆胃——黄连温胆汤
}

火痰证 {
肝肺——黛蛤散、咳血方
肝心——礞石滚痰丸
肝肾——消瘰丸加夏枯草
}

五、病证分类的统一与规范

中医的特长是辨证论治，但在其"辨证论治"的特色后面，却存在着辨证诊断未能统一的缺憾。

1. 多样化的现状 由于历代医家诊治疾病的经验、立场不同，产生了多达七八种的病证分类框架——辨证纲领。七法一纲，虽然都是基于病因、病所、病机的本质区别建立起来的病理分类方法，但各有特点，也各有不足。

1）病因辨证：以病因为纲，病所、病机为目。其详于辨病因而略于病所，较适用于外感与内伤病中病因突显的疾病，如伤暑、伤风、伤食、伤虫等，而对病所传变广泛的疾病则有粗漏之嫌，如风寒、风湿等。

2）脏腑辨证、经络辨证：以病所为纲，病因、病机为目。其病所通常具体界定为病位（所在），故较适用于内伤与杂病病界较为局限固着的疾病，如肺痈、胸痹、历节。前者一个侧重于辨内脏病变，后者侧重于辨躯体病变，两者可以内外互补。

3）三焦辨证、六经辨证：也以病所为纲，病因、病机为目。其病所界定侧重于区域性病层（所属），故较适用于外感与杂病病界较为整体、泛化的疾病，适合于外感时病病域广泛多变的特点，如湿温、寒疫。

三焦辨证侧重于反映疾病上下纵传的传变规律，六经辨证侧重于反映疾病内外横传的传变规律，两者一纵一横，病所统括性大，可以通过互补以完善病所的全面定位。但由于二者经验上多习用于外感病变，故对内伤杂病来说则证型内容粗漏生疏。

4）气血津液辨证、卫气营血辨证：突出病机诊断，病所分类较为模糊。其中，前者基本属于里证，较适用于内伤杂病的辨证；后者较能反映表证及表里的传变，故多用于外感时病的辨证。

5）八纲辨证：能以表里统括病所浅深，以寒热代表病因性质，以虚实区别正邪病机，概括最广，统摄最大，外感内伤杂病无所不概。

病因分阴阳——寒热为纲
病位分阴阳——表里为纲 ⎫ 任何一个具体的证型必须三位一体，才能构成完整的病证
病机分阴阳——虚实为纲 ⎭

但其大而不切，失之粗泛，不能确切标定病因、病所、病机的具体内涵。

如：表证是在肌腠还是在经脉？里证是在何脏何腑？寒证是风寒还是寒湿？热证是风热还是燥热？实证是瘀阻还是痰结？虚证是气虚还是血虚？这些都令人非常含糊。故以其指导治疗，虽然可以统摄八法（汗、吐、下、和、温、清、消、补），使人不至于南辕北辙，但仍不能具体选方用药，不能达到有的放矢地指导效果。

如：辛温发汗解表的方药很多，如何选择适当的？

* 麻黄汤——风寒，太阳肌表，卫分。

* 桂枝汤——寒风，太阳肌表，营分。

* 荆防败毒散——风寒夹湿，太阳少阳。

* 九味羌活汤——寒湿夹风，太阳。

* 杏苏散——寒风夹燥，太阴卫分。

* 五积散——风寒夹滞，三阳，表兼湿。

* 麻杏苡甘汤（三拗汤）——风湿夹寒，太阴卫分。

* 藿香正气散——暑湿夹寒，阳明太阴卫分。

因此，八纲辨证只是以阴阳为总纲，以六要为大目，虽可统括其他辨证方法，但只能作为一切辨证方法的分类原则（不是具体分证方法）。

注：阴阳的相对划分与无穷可分性：阳中再分阴阳，阴中再分阴阳。

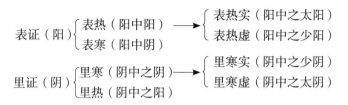

综上所述，不难发现，辨证之七法一纲，在辨证目标上虽各有所重，但也各有所略，都未能达到辨证之全！

2. 统一的必要性

（1）临床实践的需要：临床病证千变万化，传统的任何一种辨证纲领都不能将它们一览无遗。面对实际的病例，如何选择辨证纲领，这是每一位临床医务工作者经常要面临的问题。

凭证型印象去套用，凭思维习惯去猜测，显然是消极的、不客观的。现行观念提出，根据病种大类，选择辨证纲领，即根据各辨证纲领的适用范围来限定使用。如朱文锋教授在《建立辨证统一体系之我见》（《北京中医学院学报》，1984 年）一文中提出的设想：以八纲之六要作为病位、病因、病性（机）之大纲，再针对不同病种下分具体辨证方法。

但这种粗疏的统一，在实际运用中，仍面临着"不先辨清病种之大类，就不便选择辨证纲领"的难题。因为在多数情况下，中医临床上往往需要直接从分析症象上进入辨证诊断，而辨病诊断只能放在参考的附属地位。

如外感发热病例，在未辨之前，并不能预先知道其属伤寒、温病或湿温，又如何能事先确立用六经、卫气营血或三焦等不同纲领来进行辨证呢？如果强行固守"先辨病后辨证"的程式，那么面对中医辨病体系并不成熟的现实，又如何发挥中医不拘病名的辨证优势呢？

（2）实验研究的需要：中医的实验研究往往需要以具体的证型为对象，要保持研究对象的唯一性，首先就要对证型进行具体的本质规定，这就要求证的分类首先要统一规范，否则很难保证实验对象的准确性和实验结果的有效性。

如脾虚本质的实验研究，结果极不统一，究其原因：

$$
\left.\begin{array}{l}
\text{用大黄造模——脾阳虚证型} \\
\text{用青皮造模——脾气虚证型} \\
\text{用疲劳造模——脾营虚证型}
\end{array}\right\}\text{证型的具体病机不同}
$$

又如急腹症的中医辨证研究，报告结果有一证多名现象。承气证或称阳明燥结，或称中焦实热，或称大肠热滞，又未具体明确与气分血分，与兼涉脏、经等的关系。

（3）其他方面的需要（学术交流、医政管理等）：证的命名不统一，不仅仅是影响学术观点的准确表达与理解，还影响文献整理归类，影响对外交流，影响中药方剂的药理评价，影响疾病的流行病学统计，影响中医教育的改革（如临床基础——辨证论治学的建立）……

3. 统一化的基础

（1）生理病理实质内容的同一性：各种辨证纲领都是建立在统一的人体生理病理基础之上的，即它们所依据的生理病理基础是自然相通、浑然一体的。

如：无论伤寒六经、温病三焦还是杂病脏腑辨证，它们所干扰的卫气营血津液等生命物质是同一的，它们所立足的脏腑结构与机能是同一的。

$$
卫 \begin{cases} 麻黄汤证——风寒闭卫 \\ 桑菊饮证——风热袭卫 \\ 玉屏风散证——气不助卫 \end{cases}
$$

$$
肝 \begin{cases} 吴茱萸汤证——厥阴肝寒 \\ 羚角钩藤汤证——热极动风 \\ 龙胆泻肝汤证——肝经湿热 \end{cases}
$$

故所谓不同，只是各自反映的方面各有详略侧重，因而对不同的病种显示出相对的方便性。伤寒喜横传，以六经分类较方便简明；温病多上受，以三焦分较简明扼要；内伤杂病多发于内，以脏腑分比较直接。后世则由于方便不同，进而影响个人的经验、习用与偏爱，外加中医学术的思想沟通不够、文献总结不全，以致积累成非，形成了人为的观念划分。其实只要从中医生理病理的一贯理论出发，是不难从病因、病所、病机的本质焦点上找到它们的内在同一性和统一关系。

（2）不同纲领辨证内容的交错性（证型客观上已互相兼涉了）

1）《伤寒论》虽以六经为主，但也牵涉营卫气血、津液、三焦、脏腑分类。

如：太阳也有温病，《伤寒论》第6条"太阳病……发热而渴，不恶寒者为温病"，即银翘散证。

再如：

$$
太阳病 \begin{cases} 寒伤卫分——麻黄汤证 \\ 风伤营分——桂枝汤证（"营弱卫强"，桂枝加参、枣、姜） \\ 水阻气分——五苓散证 \\ 热结血分——桃核承气汤证 \end{cases}
$$

$$
三焦分部 \begin{cases} 上焦分部——小柴胡汤证，"上焦得通，津液得下，胃气因和" \\ 中焦分部——理中汤证，"理中者，理中焦也" \\ 下焦分部——赤石脂禹余粮汤证，"此利在下焦" \end{cases}
$$

$$
脏腑分类 \begin{cases} 热入血室（柴胡清肝饮），"无犯胃气及上二焦，必自愈" \\ 麻仁丸之脾约，脏结（化症回生丹），胃家实（承气证） \end{cases}
$$

寒动水饮
（津液）
{
上焦部分——小青龙汤证（兼咳喘，兼太阴肺）
中焦部分——苓桂术甘汤证（兼心下悸、头眩，兼太阴脾）
下焦部分——五苓散证（兼小便不利、小腹胀急）
}

2)《温病条辨》虽强调三焦、卫气营血，但最后还要具体落实到手足分经、脏腑定位。

如：上焦温病：

{
卫分——手太阴肺：风温桑菊饮，风燥桑杏汤，湿热杏仁汤
营分——手厥阴心包：温热清宫汤合三宝，湿热菖蒲郁金汤合玉枢丹
气分——手太阴肺：温热麻杏苡甘汤，湿温加减苇茎汤
}

中焦温病：

气分
{
足阳明胃：燥热白虎汤，湿热加减小陷胸汤、加减泻心汤
手阳明肠：燥热内结大承气汤，湿浊内结宣清导浊汤
}

下焦温病：

血分
{
足少阴肾：加减复脉汤
足厥阴肝：青蒿鳖甲汤
肝肾阴亏：大小定风珠
}

3)《金匮要略》虽然着重脏腑、气血津液辨证，但也涉及六经、三焦、营卫分类。举例如下。

病证分类
{
太阳中暑（香薷饮）
厥阴消渴（连梅饮）
三焦竭部
{
虚热肺痿（麦门冬汤）
阴虚燥结（麻仁丸）
阴虚尿血（知柏地黄丸）
}
太阳柔痉、湿痹（桂枝瓜蒌根汤、麻黄加术汤）
阳明谷疸、刚痉（茵陈蒿汤、大承气汤）
少阴水气（瓜蒌瞿麦丸）
}

病种分类
（三焦）
{
胸痹心痛——"上焦阳虚极"——薏苡附子散
腹满寒疝——中焦"寒从下上逆"——大乌头煎
小便不利、便血——下焦"热在下焦"——猪苓汤
}

总之，不同辨证纲领所谈到的脏腑、经络、气血、寒热等都是同一概念，其理论基础并无不可逾越的鸿沟，只因为相互沟通不够，系统整理不够，故现实运用中也就互为生疏，如以六经辨温病、辨杂病等。

4. 统一化的原则　根据辨证诊断的任务与最终目标是为了达到对疾病具体病因、病所、病纲以及三者关系的明确诊断，辨证分类的基本框架就应朝着能够系统明确地展示中医病因、病所、病机三大体系及其基本的相互关系的方向努力。

从此立场出发，去反审原有的各种辨证方法，就不难发现彼此各有长短，"合之则全，分之则偏"，故统一的关键在于如何"合"（各有详略，结合起来，才能达到全面反映的要求）。

如：万友生教授提出的"寒温统一辨证纲领"，朱文锋教授提出的"建立辨证统一体系"，国家中医药管理局《中医临床诊疗术语》提出的"统一辨证要素（50项）"，都在朝这个目标做出了有益的尝试。

辨证分类要合一，首先要打破病种界线的约束，要知道辨证方法与病种的适应性是相对的。正如柯伯韵所倡导的"但当于六经上求根本，不当于病名上寻枝节"，因本着统一病因、病所、病机结论及其关系的精神，去沟通各纲领之间的实质关系，组建一个病因—病所—病机三位一体的完整分类体系。其具体似应遵从以下基本原则。

1. 分类体系要能包容中医的病因、病所、病机三大体系的所有内容，这样才能兼容寒温内外的诸类病证。

2. 证型分类要能达到病因、病所、病机三位一体的完整结论，这样才能把诊断具体落实到最小的病理单位（独立点）。

3. 分类体系的逻辑框架要层次清楚，从属合理，这样才能为辨证提供思路清晰的诊断模式。

总纲 —→ 分纲 —→ 类证 —→ 证型的过渡是连续的。总之，要达到辨证的完整性（证型）、通容性（病种）、系统性（框架）；要上能最大的包容性，下能落实各种具体汤证。

4. 框架设想

姚荷生先生提出了以病因、病所、病机为实质基本点，以六经结合八纲为抽象大纲，以脏腑、经络、体窍结合卫营气血津液精神为具体细目，汇合了病因辨证内容的基本框架。

（1）分类框架

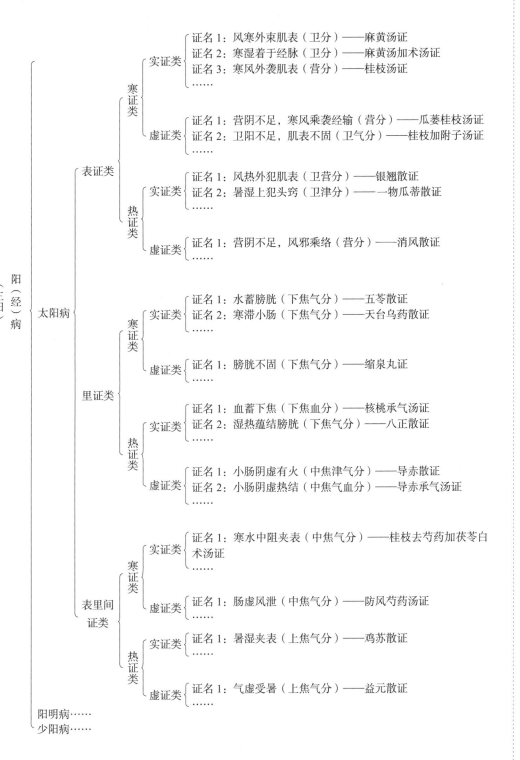

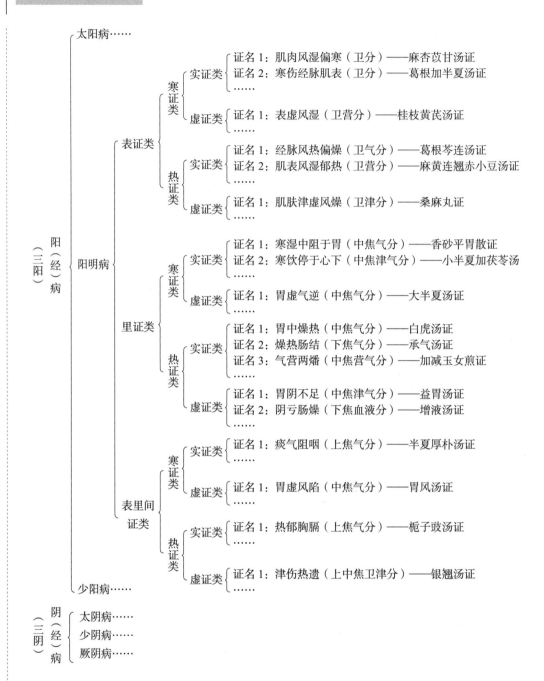

注：此仅以太阳病、阳明病为例，其中表里、寒热、虚实的相兼类型尚未举例。

（2）重点说明

1）八纲不能平看，而应竖看。只有纵向排列才能使表里、寒热、虚实三对纲要，既能发挥其统领病因、病所、病机的原则作用，又能相互结合，为有机的整体形成丰富的类证分目，进一步地与各种具体证型产生过渡联系。如表证类的丰富的展示。

2）八纲之阴阳具体落实到三阴三阳。这样既避免概念的空洞无物或与六要的无谓重复，又为六要与六经的联系找到了适当的结合点；既充分展示了各经皆有表里、寒热、虚实的不同的病变，又隐约暗示了各经所主各有侧重的特点（阴阳及多少）。

3）原有六经、三焦、脏腑、经络辨证的病所分类可以统一，即各自的分类差异，主要是病所界定有宽窄大小之不同，完全可以根据由大统小、由宽到窄地汇合起来。"经"为经界、经纬、经常之经，其界定大于脏腑、经络，其实质又不离脏腑、经络，故脏腑、经络可以统属于六经，作为六经大纲下的分目；三焦分类，本质上只是脏腑的区域分类，与少阳三焦之腑实质有别，故仍可具体从属于六经的手足分经。如少阴手经属上焦，少阴足经属下焦，太阴手经属上焦，太阴足经属中焦等。

4）卫气营血、气血津液辨证融入六经体系的病机类目。因为六经辨证中本已隐含卫营（表）、气血（里）、阴阳（里中之里）的层次意义，如"营卫不和""血弱气尽""阴阳俱虚竭""亡津液""有水气""胸中有寒饮""蓄血""瘀热在里""气不通"等，故可将卫气营血辨证作为六经温病的病机内容充实其中。

5）病因辨证可与六经经气病变分类相融合。因为六经本身是以经气气化为核心，以营卫气血津液精神为功用载体，以脏腑经络体窍为结构体架的六大生理体系，乃人身所本有，其能上应天之六所气，下合地之五运，内应脏腑精气，外合经络体窍，统括全身，无所不概。故各种邪气侵犯人体为病，皆不能出其范围，所谓"六经乃万病之六经，非独伤寒也"。而六经本有气化（标本中气），各经气化则各有主气，以各具六气，因此而成为六淫为病的内在基础，也是外感病因，寒热从化的根据。故病因辨证中的外感病因正是六经经气病变分类的外延，内伤病因、不内外因则可作为六经病类目的重要补充。

6）病因病机可以因果转化。由于疾病在发展过程中，原发病之病机结果可以成为继发病的致病因素，即成为续发病因，故诸如痰、瘀、水、虚等病机产物，皆可成为附加病因，具有病因、病机双重身份。

7）辨证分类有层次，具体应用有详略。阴阳为总纲，六经为大纲，六要为类证，汤证为证型。在实际应用中，一般以最后的证型为辨证的具体结点，中间层次作为归类的思路，表述时为了避免烦琐可以适当省略。如阳明里实热，肠腑燥热或肠热燥结。实际运用，有时辨证不能或不必详尽完整，但能抓住重点，则允许粗细有别、主次有偏，允许不完整的证名诊断。如：肝血亏虚——略病因；血分有热——略病所；阳明燥热——略病机。

8）存在问题如下。本分类框架似能基本达到"寒温沟通"的要求，"内外统一"的方面，唯有奇经八脉病变不能统括其中。是否可以考虑：奇经八脉辨证部分，除有自身特定腧穴的督任二脉之外，其他六脉因为皆与十二正经及其脏腑有穴位上的互属关系，可将其病变作为六经多经相兼为病的特定证型附属于六经分类之中，而督一身之阳的督脉与任一身之阴的任脉，则可作为新的阴阳两经，并列于六经构成八经（四阴四阳）分类的完整体系。

是否妥当，还有待与各位同道进一步研讨。

第四章　中医论治规范

第一节　中医治疗原则

中医治疗的特色是基于对疾病的特有观念形成的。如疾病是病因干扰机体某部引起阴阳失调的结果，是正邪斗争的过程，因此治疗就要审因论治、因势利导、补偏救弊、扶正祛邪；疾病的病理变化会随着个体、地域、时间的变更而改变，因此治疗就应因人、因地、因时而制宜，同病可以异治、异病亦可同治等。具体来说，主要体现于治疗的八大原则：① 整体调整原则。② 扶正祛邪原则。③ 因势利导原则。④ 随证治之原则。⑤ 因异制宜原则。⑥ 动态把握原则。⑦ 治防于先原则。⑧ 调护一体原则。

一、整体平衡原则——调和阴阳，以平为期

立足整体的平衡，从阴阳入手调整，注重彼此的互制互用与平衡和合。

调节整体平衡，要求对各种治疗措施和方药的运用都应适可而止，不可矫枉过正，以防机体出现新的不平衡。

人的平病生死现象，是机体在内外环境影响下，总体阴阳两类势力在动态消长过程，发生不同关系变化的结果。阴阳交合则生，阴阳平衡则平，阴阳失衡则病，阴阳离散则死。治疗的目的就是使病态的阴阳失衡归复常态的阴阳平衡，所以中医治疗的最高目标是调理阴阳使其归复于平和。

使阴阳由不平衡转为平衡的基本方法——以偏纠偏，补偏救弊。所谓补其不足，损其有余。举例如下。

身热躁动者，为阳热有余——苦寒降火，以平其阳，如用三黄泻心汤；久用太过，必损伤中阳，而致洞泄。

身寒蜷卧者，为阳热不足——辛热助火，以振其阳，如用桂附理中汤；久用太过，必积阳为火，而致动血。

腹满身肿者，为阴水有余——温阳行水，以消其阴，如用真武汤、实脾饮；久用太过，必燥阴耗液，而致便结。

消瘦干涩者，为阴水不足——滋阴增液，以充其阴，如用增液汤、复脉汤；久用太过，必碍阳增湿，而致中满。

总之，治在以偏纠偏，必以平为度，过犹不及，反致新病。

现社会上风行用补，参、鹿、冬、胶盛行，助长火热，痰湿之体遍生；风行活血降脂之品，常服三七粉、深海鱼油之类，伤血、伤胃不少。中医治疗是本着补偏救弊的原理，因而"人参杀人无过，大黄救命无功"之类的心态，比比皆是。

二、扶正祛邪原则——亢害承制，以通为顺

疾病一旦产生，就必定是在致病过程与抗病过程两股势力的不断较量中持续变化、逐步演变，形成正邪斗争而进退胜负的结局。

中医的治疗具有极强的正邪是非观念。经曰："邪气盛则实，精气夺则虚。"一切的治疗都是为了帮正气的忙，克邪气的势，即立法用方，干预机体病理演变的基本原则是扶助正气、祛除邪气。

如果违背了这个方针，处方用药效果再强再快，也是误治、逆招。

如：感冒冰敷退热——打压卫阳，病邪残留——反复发作。

过敏激素消炎——回避斗争，深层发展——怪异转变。

肠炎收涩止泻——闭门留寇，病转慢性——经久难愈。

气管炎镇定止咳——压正容邪，渐缓深入——由咳转喘。

如果符合了这个方针，处方用药即便有种种反应，也是在所不惜。

如：感冒辛温发汗——过性的体温升高——终必得汗而退。

过敏疏风散热——阶段性的出疹增加——疹必透尽病退。

肠炎行气导滞——初期会有腹痛便频——必得快利而转舒。

气管炎宣肺排痰——开始会有咳频痰多——必得咳松痰去而自罢。

上述两种情况的好坏评判，关键不在比较一时的病痛轻重，而在权衡长久的利弊，即发展趋势的顺逆！

三、因势利导原则——补偏救弊，以和为贵

治疗就是通过增加助正或抑邪的力量来干预疾病演变过程，从而改变其演变的走向，因此，不同的治法就会引导出不同的走向。选择治法时，一定要选择引导其演变向有利于正气成长、不利于邪气作怪的方向，这就是"因势利导"的正确治法。

扶正之法不一定就是用补，祛邪之法则大多数是攻，不当用补也会助邪，攻发得当也能助正。如柴胡葛根升散，也能振奋阳气；痰湿多用枣、草，也能助痰生湿；气血补益之品，外邪也同受之；湿热、积滞未尽，最忌甘腻滋补。利弊权衡在于偏性是否相反相成，是"以偏纠偏"还是"以偏助偏"。

四、随证治之原则——同病异治，异病同治

经云"治病必求于本"。病种是对疾病全程性共性特点（基本矛盾）的本质概括，病证则是对疾病阶段性病理（主要矛盾）的本质概括。治疗首先要立足当前，要针对阶段的主要病理本质——病因、病位和病机，才能落在实处。审证求本，辨证论治，"证"是决定治法方药的最可靠依据。故"证同治亦同，证异治亦异"，"同病异治"与"异病同治"就是其突出的应用特征。

同病异治——同一种疾病，由于发生在不同的患者身上，或处在疾病发展的不

同阶段，所表现的证候不同，说明形成的病理变化不同，因而治法也不同。

如：同样是胃炎胃病，一个是脘痞喜温，一个是嘈杂灼热，说明前者为寒凝气滞，当选温胃行气的良附丸，后者是热郁气逆，当选下气透热的化肝煎。

异病同治——不同的疾病若出现相同的证候时，说明有相同的病理变化形成，可以采取相同的治法。

如：胃炎与胸痹，若都有痞闷心烦、苔腻脉滑，则说明都与痰热郁阻有关，都可用温胆汤化痰清热。

五、因异制宜原则——知常达变，勿失机宜

机体的复杂联系，病变的多因影响，条件时机的具体差异，导致同样病种在不同个体身上、同一病种个体的不同历程，甚至同一个体病种的同一阶段在不同的环境条件下，都会产生不同的类型转变。

因此，具体病例实际的治法选择，除了根据病症、病史的基本依据外，还要结合具体的体质、时节、地域环境及生活情志等因素的差异，加以斟酌变更。

例如个体之男女老少与强弱。

女人以血为用，血体易亏——多兼血虚体质，伤阴燥血之品当慎。

人老肾本渐亏，精气偏亏——多兼精亏背景，注意兼用顾本之品。

小儿脾胃尚弱，贪吃易滞——多有积滞内因，注意兼用导滞之品。

粗壮之人攻邪，用药宜重——邪不重不足以令其病。

纤弱之人补虚，用药勿重——素虚之人不能运重药。

再如时节之春夏秋冬与气候。

长夏炎热多湿——易夹暑湿于内，注意兼用化湿解暑之味。

隆冬严寒易冷——易由外寒引发，注意兼用辛温透散之味。

入春多风易感——易风引伏疾发作，注意治风要内外兼顾。

中秋干燥伏火——易并发凉燥伏暑，注意辛润凉苦并用。

非其时而有其气——易发瘟疫流行，注意解毒平其不正之气。

应其时而无其气——易使他病增多，注意助其不及之气。

再如地域之东南西北与水土。

东南卑湿之地——湿热耗气体质多，注意甘淡渗利辅佐。

西北地高冷燥——风冷痼疾较多发，注意温润走窜之品。

海边多食咸腥——积热内风易成，注意苦寒酸收配合。

山区多感雾露——风湿顽痹内伏，注意辛散通利之品。

城市多受尾气——浊气暗伤肺气，注意益气润肺辅佐。

再如生活情志之差异。

劳心思虑之人——血亏气郁体质，注意舒气达志。

官商富足之人——痰热壅滞体质，注意清化消脂。

上述不同条件都会成为影响因素，从而制约病证的立法用药。即同一病种的基本病变规律，会因上述不同因素的介入而发生各有差异的转变，改变病证的综合格局。因此，立法还要懂得因人、因时、因地制宜，由常达变。

如所附案例十六，产后病患者，在产后出现头顶冒凉气，头痛间断发作，以颠

顶明显，喜温喜按，继而背寒如掌大，两膝盖冰凉，遇冷水则手指关节、指节抽搐疼痛，夜间睡觉必须开电热毯方可入睡，舌质青紫，脉细弦等症，考虑患者诸症皆在产后出现，结合产后多虚多瘀的体质，证候结论考虑产后肝血亏虚易受寒湿，内有瘀血停滞。方药给予吴茱萸汤合当归四逆汤加减。

六、动态把握原则——分段策略，以变应变

疾病的过程是正邪斗争、此消彼长、不断变化发展的过程，疾病的每一个阶段都有不同的病理特点，因此必须根据其动态变化，分阶段制订治疗策略。

任何一个疾病，都是病因、病位、病机——证型不断的变更过程，随证治之，就决定了对一个疾病的全程治疗不可能一方到底，而是必须要分段立法，阶段用方。

如在外感方面：

初期阶段——邪气正盛，正气未衰，病较轻浅，一般以急急祛邪外出为要。

中期阶段——病邪深入，正邪斗争激烈，病情加重，当着重制邪攻邪，减其病势。

后期阶段——邪气衰减，正气亦伤，则要继续祛除余邪，还要扶正以祛邪，务使邪尽正复。

在内伤方面：

初期阶段——一般不宜用峻猛药物，多以调理性为主。

中期阶段——大多正气有虚，邪有所积，治当注意扶正与攻邪并用；或有因气、血、痰、火、郁结而成实，须用峻剂而治者，亦只亦暂用。

末期阶段——或久虚成损，或久积成实，则宜以调理气血、补养五脏为主，兼顾其实，即便有有形之邪积聚，也以消导缓散为主，或攻补交替，多数不宜急攻峻下。

无论外感内伤还是杂病，初病多在卫、在气，病久则滞营及血。

邪气所犯，初多弥散游走、漂浮不定，久则附着有形、聚结固作。

正气所伤，初多气血有分、偏重不同，久则气血相及，兼而有之。

守方与变方：论病有一定之常，辨证有无穷之变，证变法变，证不变法不移。急性病变，重在应变，慢性病变，注意守常。动态把握原则，还体现在病情复杂时灵活处理。一般患者素有痼疾，复感新病者，当先治其新病，表里同病者一般先解表后治里，但若里虚欲脱者则宜先救里，里和才可发表。

如所附案例十七，失眠患者，寐差反复发作2年，入睡困难，胃脘部不适及情志不佳则发，眠浅，伴烦躁；脉弦，两寸不足，左稍沉细，右尺反旺。证候结论考虑痰湿郁热，兼血亏气郁化热，少阳牵涉厥阴、阳明。治法：先宣透为主，祛痰行气，继之补血。方药给予宣痹温胆合四逆散加减。其治疗体现了动态把握原则，分段策略。

七、治防机先原则——未病先防，已病早治，既病防变

疾病的发展，总是经历着由隐而显、由轻浅而深重、由简单到复杂、由可逆向不可逆的过程。治疗疾病自然是有越早越易取效、越浅越易驱除、越单纯越易调控

的一般趋势，经所谓"圣人不治已病治未病，不治已乱治未乱"。

人体在病与不病之间，有四种状态：

健康无病态——未病先防。

潜病无症态——未病先调。

初病未显态——有病早治。

既病未传态——既病防变。

1. 未病先防 对健康无病的个体和人群，可以通过积极地维护保养，增强体质以提高抗病能力，避减危害以降低受病概率，从而防止疾病的发生，或降低发病的程度。

如：经常运动，保持气血的畅通，促进废物的排出，达到"流水不腐"，而正气无处不达，邪气无处容藏。常劳动、多徒步，预防心脑血管疾病。

开心常在，情达志和，保持气血的平和、脏气的稳定，达到"内宁而外安"，则精气充实，邪不易干。常诗琴书画、交谈思想，预防衰老痴呆。

饮食有节，起居有时，脏器机能保持有规律地运动，减少冲突负荷，才能经久不衰。修道练功，顺应养生，健康长寿。

2. 潜病先调 对有可能发生疾病的个体和人群（体质偏态、易患人群），在未形成疾病之前，可以通过针对性的经常性调理，纠控体质偏差，降低、减缓发病的趋势与可能。

如：肥胖人设计运动、素食、减肥药膳方法，防治现代"三高症"；瘦弱人设计休养、营养、滋补药膳方法，增强体质；亚健康人设计理顺作息、调整心态、规律饮食等方法，消除潜在病态。

3. 有病早治 疾病发生之后，对发现有病的个体和人群（急、慢性病），在发现之初就应积极就医，争取早期诊断、及时治疗，将疾病消灭在萌芽状态或初期阶段，经所谓"上工救其萌芽……下工救其已成，救其已败"。

凡病于早期阶段总是病位较表浅，病因病机较单纯，正气受伤较轻，治愈性较高，恢复性较强，后遗症较少。反之，拖延、耽搁、对付就医则会使病位深入，因机浑杂，正伤更重，更难治愈，不易恢复，继发或后遗症多。

如：伤寒初期，风寒在太阳之表，可发汗祛邪于外，使病无以内传，达到一剂治、二剂愈的效果，且根治而无复发、后遗之虑。反之，则有二日、三日等不同期的六经传变，乃至各种变证、坏病的蜂起。

郁病之初，病在神郁气滞而已，久则由气及血，虚实交加，殃及多脏，甚至变生恶疾（如肿瘤），攻补难施。

感冒虽然普通，但若不正识诊治，拖延、乱医，导致急性转慢性、经久反复不愈、续发他病、遗留顽疾等，屡见不鲜。

4. 既病防变 疾病发生之后，医者对疾病不仅要实施针对性的治疗，要根据疾病传变的一般规律及可能的传变趋势，予以防护性措施，防阻其进一步的传变。即对可能受到传变的脏腑和可能受到影响的气血津液，采取预防措施，阻断和防止病变的发展和传变，把病变尽可能控制在较小的范围，以利于疾病的彻底治疗，取得最好的疗效。

大凡疾病，总是一个不断发生病理变化的过程，而变化则必有出入好坏的不同趋势。治疗的目的，必然是要阻止病变的深入，并让其向着有利的方面转变，以致向愈。对既病之人的治疗，在实施针对性治疗的同时，还要关注其可能的传变，对于深入、恶化的传变，则要预先予以一定的防止性措施。

如《金匮要略》所谓"见肝之病，知肝传脾，当先实脾"，即根据内伤杂病多以五行生克乘侮规律传变而提出防变范例。慢性肝病，治肝的同时，特别要兼顾扶脾调中。

《温热病篇》所谓"务必先安其未受邪之地"，即根据外感卒病多以卫气营血出入规律传变而提出防变原则。风温发疹病，宣卫的同时，特别要注意清气透营。

八、调护一体原则——辨证施护，医养相贯

中医学认为人禀天地之气而生，人与自然环境息息相关。适宜的生活调摄，有利于邪气的祛除和正气的恢复，促进患者的康复；生活调摄不当，可能成为病情加剧的诱因和新的病因。即生活方式、饮食习惯、环境条件，既可治病，也可致病。《金匮要略》所谓"水能载舟，亦能覆舟"，平病生死一理贯通。因此，中医历来十分重视生活调摄。

感冒发热要慎避风寒，服药发汗要酌情加衣被或饮热粥以助汗解；温病热久，要注意补充瓜果蔬菜，保持大便通畅，室内通风透气。

外感病初愈，饮食不当，可能引起"食复"。如温病初退，过早进补、过多温补，可能重新引起发热；上感初愈，饮食荤腻或过食生冷，可助生痰饮，遗留咳嗽。

内伤病始愈，不注意休息，可能引起"劳复"。如气虚未复之人，操持过频，则可复发头晕；血虚未充之人，思虑过多，则可复发失眠。

由于历史原因，古代的调摄护理通常是由医生嘱咐，患者及家属自我执行。随着近现代社会医院的发展，中医护理逐步在正规化中，慢慢独立出来，形成一套以辨证施护为核心的专门学科，其内容涉及饮食护理、起居护理、情志护理、用药护理、环境护理等方面。

第二节　中医治疗大法

中医辨证以八纲为大原则指导各种辨证方法，因而施治也相应以八法为大法来统领具体诸法。

一、八法概要

清代程钟龄《医学心悟》"医门八法"：汗、吐、下、和、温、清、消、补。

程氏曰："论病之原，以内伤、外感四字括之。论病之情，则以寒、热、虚、实、表、里、阳、阴八字统之。而论治病之方，则又以汗、和、下、消、吐、清、温、补八法尽之。盖一法之中，八法备焉，八法之中，百法备焉，病变虽多，而法归于一。"

中医具体治法纷繁多样，而"八法"概括对辨证指导论治可以起到提纲挈领、

执简驭繁的作用。

1. 汗法 即运用发汗药物配伍组方，通过发汗以开散腠理，来驱逐外邪，解除表证，也叫"解表法"。《黄帝内经》云："其有邪者，渍形以为汗。其在皮者，汗而发之。"《伤寒论》说："病在表，可发汗。"

汗法的作用是发汗退热，解除表证。其次它还有宣痹止痛，消退水肿，透疹解毒，消散痈疡等作用。汗法是治疗表证的普遍法则，但表证有多种类型。

（1）邪实在表者

1）风寒表证，宜用辛温发汗法以解表，用麻黄汤、桂枝汤、加味香苏散等。

2）风热表证，宜用辛凉发汗法以解表，用银翘散、桑菊饮等。

3）风湿表证，宜用辛苦温发汗法以解表，用麻黄加术汤、羌活胜湿汤等。

4）风暑表证，如暑月贪凉，寒风外受，暑气内闭，病为"风暑"，则用香薷饮之类，发汗而兼解暑。

5）风水表证，如水肿病伴有表证，或上半身肿势较甚者，亦可考虑使用汗法以消肿，如越婢加术汤、甘草麻黄汤、五皮饮加荆防等。

（2）麻疹初期，疹点欲出不出：用升麻葛根汤、宣毒发表汤。风疹块（荨麻疹）初起，表实无汗有表证的，用消风散等，均可起到因势利导、发汗透疹的作用。

（3）外科痈疡初期有表证者：也可施以发汗之剂，使毒从汗解，早期消散，如用荆防败毒散、仙方活命饮之类。

（4）正虚夹表者

1）气虚之人，感受外邪，可用益气发汗法，方剂有人参败毒散、参苏饮、玉屏风散等。

2）血虚之体，感受外邪，可用养血发汗法，方剂有葱白七味饮、荆防四物汤等。

3）素禀阳虚，感受外邪，宜扶阳温经发汗，方如麻黄附子细辛汤、再造散之类。

4）素禀阴虚，感受外邪，宜滋阴养液发汗，方如加减葳蕤汤。

（5）表里同病者

1）中焦虚寒而外有表邪，可用桂枝人参汤温里兼发汗。

2）寒邪外束而里有郁热，可用大青龙汤清里兼发汗。

3）外有寒邪而内停水饮，可用小青龙汤化饮兼发汗。

4）太阳表邪未解而水蓄膀胱，可用五苓散利水兼发汗。

5）表里俱实，宜汗下兼施，表里双解，用桂枝大黄汤、厚朴七物汤、防风通圣散之类。

6）里阳虚甚而兼表寒不解者，宜先温其里，后解其表，《伤寒论》有温里宜四逆汤、解表宜桂枝汤的例子。

如所附案例十八，咳嗽患者，反复发作咳嗽15年余，受凉则咳嗽、咳痰，咳黄脓痰，痰少不易出，胸闷不喘。闻诊：咳嗽，有痰声，声稍紧，咳嗽时音响一般，咳嗽不甚急促。舌象：舌质暗，苔白粗厚浮黄。脉象：右脉浮弦，左脉略弦细。证候结论考虑为素体肺有痰湿，寒风外闭，郁热扰于肝经。治法：宣肺泄肝，清热化痰除湿，佐以散寒。方药：麻杏苡甘汤加减。体现了中医治法之汗法。

2. 吐法　即运用催吐药物配伍组方，通过引起患者呕吐，使停留在咽喉、胸膈、胃脘之间的有形之邪得以迅速排出，从而缓和病势，治愈疾病的。也叫"涌吐法"。《黄帝内经》说："其高者，因而越之。""在上者涌之。"《金匮要略》说："宿食在上脘，当吐之，宜瓜蒂散。"《儒门事亲》说："凡在上者皆可吐。"

吐法治疗病情危急的上焦邪实证。凡属痰涎、宿食、毒物等有形之邪阻塞上焦，在症状极端危急的情况下，斯时汗之不可，下之不能，只有因势利导，采用涌吐之法，使之一吐为快，转危为安。所以，吐法用之得当，确有斩关夺门、急救垂危的作用。

（1）宿食停于上脘，胸腹满闷，胀痛难忍者，可用瓜蒂散、藜芦散等以催吐，体虚者加人参。

（2）喉风、喉痹、乳蛾等咽喉疾患，痰涎分泌过多，壅塞于咽喉之间，呼吸为之不利，可用解毒雄黄丸、土牛膝汁之类以催吐（治疗白喉并发喉阻塞）。

（3）肝阳素旺或体肥多痰之人，猝然倒地，昏迷不醒，风痰上壅，喉间痰鸣声如曳锯者，应急用稀涎散、三圣散等涌吐风痰，通关夺命。前人治疗癫狂痫厥之属于风痰偏盛者，往往以吐法取效。

（4）肺痈吐脓，咳唾腥臭，体实者可用桔梗白散化痰止咳、清肺排脓。

（5）食物中毒，时间尚不太久，仍在胃中未入肠道的，可急用瓜蒂、胆矾、桐油之类灌服催吐，使毒物排出，以免停留过久，吸收中毒。

根据文献记载，吐法用于某些顽固难愈的慢性疾病也同样能够发挥显著的疗效。例如：因痰致疟，缠绵不已，可用常山散取吐而愈。又如：顽痰伏饮，阻塞日久，以致食欲不振，头眩心悸，四肢麻痹，怪症百出的，也可以采用适当的吐法，往往一吐之后诸症若失。

3. 下法　即运用通便泻下药物配伍组方，以通利大便、荡涤肠胃，以排除内邪的方法。也叫"泻下法""攻下法"。《黄帝内经》说：去菀陈莝（腐败物质）。"中满者，泻之于内。"《伤寒论》说："随其实而泻之。"

下法针对里证、实证，其作用有三。

其一为驱除积滞。凡宿食、燥屎、虫积、停饮、蓄水、顽痰、瘀血等有害物质蓄积体内，产生病变，下之则邪去正复，所谓"推陈致新"是也。

其二为清热泻火。火热之邪充斥表里，弥漫三焦，邪盛伤阴，势如燎原，宜急下以存阴液，所谓"釜底抽薪"是也。

其三为润肠通便。凡津液不足，脾约肠燥，大便燥结，润而下之，所谓"增水行舟"是也。

然应下之证，有热结，有寒结，有燥结。用下之方，有寒泄，有温通，有润导。故下法可分为寒下、温下、润下三大类。

（1）寒下类

1）泻实通腑法：适用于阳明腑实证，方如大、小、调胃承气汤之类。

2）泻火清热法：适用于火邪亢盛证，方如三黄泻心汤、凉膈散、当归龙荟丸之类。

3）泻实荡积法：适用于湿热积滞证，方如木香槟榔丸、枳实导滞丸之类。

4）攻逐水饮法：适用于水饮内结证，方如大陷胸汤、十枣汤、舟车丸之类。

5）破血逐瘀法：适用于瘀血内蓄证，方如桃核承气汤、抵当汤、大黄牡丹汤之类。

6）泻火逐痰法：适用于实热顽痰证，方如礞石滚痰丸、竹沥达痰丸之类。

（2）温下类

1）温通开结法：适用于寒实结胸证，方如桔梗白散。

2）攻逐冷积法：适用于冷滞寒积证，方如三物备急丸、温脾汤之类。

3）温下止痛法：适用于寒疝腹痛证，方如大黄附子汤、天合乌药散之类。

4）有温阳通便法：适用于阴结便秘证，方如半硫丸。

（3）润下类

1）润肠通便法：适用于津枯便结证，方如麻子仁丸、五仁丸、润肠丸、增液汤之类。

2）滋肾通便法：适用于肾虚便秘证，方如景岳济川煎、苁蓉润肠丸之类。

如所附案例十九，便秘患者，大便不畅，要靠番泻叶才能下，两三天一行，大便秘结、硬，大便难解时小便急；脉弦涩乍数，左寸旺，右弦弹指，寸迟旺，关偏沉。证候结论考虑为湿热瘀阻，在血分为主兼有阴虚血亏。治法：清热利湿兼活血润肠。体现了中医治法之下法。

4. 和法 和，含有和解与调和两种意义。

程钟龄说："伤寒在表者可汗，在里者可下，其在半表半里者，惟有和之一法焉，仲景用小柴胡汤加减是已。"这是指"和解"而言。

戴北山说："寒热并用谓之和，补泻合施谓之和，表里双解谓之和，平其亢厉谓之和。"这是指"调和"而言。

和法的作用不同于汗、吐、下三法的专事攻邪，而是通过和解、调和，使表里寒热虚实的复杂病证、脏腑阴阳气血的偏盛偏衰得以和而解之，归于平衡，从而达到祛除病邪、恢复健康的目的。

在外感时病方面，伤寒邪传少阳、瘟疫病邪伏膜原、温热病邪留三焦以及疟疾等，在内伤杂病方面，肝郁不舒、肝脾不和、肝胃不和、气血不和等，和法都可以起到治疗作用。

（1）和法之用于外感时病

1）少阳伤寒证，邪在半表半里，用小柴胡汤加减。

2）少阳正疟，寒热往来，发作有定时的，也可以用小柴胡汤加常山、草果。

3）时行瘟疫，湿浊之邪伏于膜原，膜原也居于半表半里，可以用达原饮疏利通达，亦属于和解范畴。

4）温邪夹湿，留恋三焦，与伤寒少阳证相似，但一应竖看，一应横看，故不用小柴胡汤和解，而用温胆汤或杏仁、厚朴、茯苓之类以分消上下，这是和解法的变局。

5）伤寒证上热下寒，腹痛呕吐，可以用黄连汤以协调上下之寒热。

（2）和法之用于内伤杂病

1）七情内伤，肝气郁结，可以用和肝解郁法，方如逍遥散、柴胡疏肝散之类。

2）肝脾不和，土虚木旺，腹痛泄泻，病名"痛泻"，可用刘草窗痛泻要方以抑木扶土。

3）肝胃不和，呕逆吐酸，治宜调和肝胃，方剂有左金丸、越鞠丸等。

4）脾不运湿，胃脘停饮，《金匮要略》说："病痰饮者，当以温药和之。"宜用苓桂术甘汤以和中涤饮。

5）火土不合的吐泻证，治宜调和心脾法，如用理中汤加黄连治疗。

6）心肾不交的失眠证，治宜调和水火法，如用交泰丸（黄连、肉桂）治疗。

7）营卫不和的表虚自汗证，治宜调和营卫法，如用生姜、红枣治疗。

8）寒热互结的小肠急痛证，治宜调和小肠寒热法，如用栀子、乌药治疗。

如所附案例二十，患者腹痛近 3 年，心下至脐上按压稍痛，查无异常，素来食欲食量尚可，食多稍有腹痛，大便 2 日一解，大便前段稍干、后段偏软，脉略弦，左脉欠活，右脉关稍旺。证候结论考虑肝脾营血偏弱，肝胃不和，肝气不疏，气滞郁热。方药给予叶氏逍遥散参考化肝煎。体现了中医治法之和法。

5. 温法　即运用温热性药物配伍组方，以解除内外各种不同类型的寒证的方法。

《黄帝内经》云"寒者热之""治寒以热"。温法是治疗寒证的普遍法则。但寒证有表、里之分，故温法有温经散寒、温里祛寒以及回阳救逆等。

外感寒邪属表寒证，证中又有寒在皮肤、寒在经络等不同；寒邪直中或阳衰阴盛属里寒证，证中也有上寒、中寒、下寒等各种类型。内外之间，又经常互相影响而出现表里皆寒的兼杂情况。

（1）表寒证，治宜温散

1）太阳伤寒证，邪在皮肤，表实无汗，应用麻黄汤辛温发散以解除表寒。

2）寒邪夹风湿相搏，深入经络，骨节烦疼，甚则掣痛不得屈伸，治宜温经散寒祛湿，用桂枝附子汤、甘草附子汤之类。

3）若寒伤太阳之表，又涉及三阴之里，是为表里两感，则宜温散与温里并施，表里兼顾；涉及太阴，则下利不止，其外不解，表里不解，用桂枝人参汤（理中汤加桂枝）；涉及少阴，则下利，反发热，脉不浮而沉，宜先与四逆汤，后与桂枝汤；涉及厥阴，则手足厥寒，脉细欲绝，并巅眩呕逆，用当归四逆加吴茱萸生姜汤等。

（2）里寒证，治宜温里

1）属上焦胸阳不宣者：治宜通阳宣痹，如胸痹证，心痛彻背，背痛彻心，用瓜蒌薤白白酒汤之类。

2）属中焦脾胃虚寒者：太阴虚寒证，腹满而痛，呕吐下利，用理中丸以温中祛寒；胃寒气逆，食谷欲呕，则用吴茱萸汤以温胃降逆；中焦阳虚停饮，则用苓桂术甘汤以温阳化饮；胃肠阳虚阴盛，蛔动不安，干呕吐蛔，则用椒梅理中丸、大建中汤以温脏安蛔。

3）属下焦肝肾虚寒者：寒滞肝脉，寒疝腹痛，痛引睪丸，治宜温肝祛寒、缓急止痛，方用乌头桂枝汤、暖肝煎之类；命火不足，不能生土，症见五更泄泻，则宜用四神丸合理中丸以温肾暖脾；若命门火衰、阳痿不起，精清精冷，则宜温肾壮阳，方如右归丸、斑龙丸、十补丸之类。

（3）表里皆寒证（与上述表里两感不同）：如少阴证心肾阳虚，阴寒内盛，症见恶寒蜷卧，身凉肤冷，四肢厥逆，冷汗自出，神衰欲寐，上吐下利，完谷不化，脉微欲绝，甚则阴盛格阳，面赤足冷，此皆虚阳欲脱，急宜回阳救逆、引火归原，方剂有参附汤、四逆汤、通脉四逆汤、白通汤等。

6. 清法　即运用寒凉清热药物配伍组方，以治疗内外各种不同类型的热证的方法。凡属外感热邪，或内热亢盛，以及水亏火旺、阴虚生热等病变，使用清法，可以起到解热泻火、养阴清热的作用。《黄帝内经》说"热者寒之""治热以寒"。

清法治疗热证，但热证有表热、里热、虚热、实热之分。

（1）外感热证的清法

1）温病初期，热邪在卫，可用辛凉解表法以泄卫解热，方剂如银翘散、桑菊饮之类。

2）热邪传入气分，或伤寒寒邪化热，传入阳明，症见大热、大汗、大渴、脉洪大等，则宜用甘寒清气法以生津清热，方剂如白虎汤、白虎加人参汤之类。

3）热邪入营，出现入暮烦躁、夜不安寐、神昏谵语、舌绛而干、寸脉大等，乃营分有热，宜用咸寒清营法以清营泻热，方剂如清营汤、清宫汤之类。

4）神昏窍闭，舌謇肢厥，此热邪内陷心包，法宜清热开窍，用安宫牛黄丸、至宝丹或紫雪丹。如热邪深入血分，迫血妄行，肌肤斑疹透露，吐衄便血，则宜用凉血清热法以清血分之热，方剂如犀角地黄汤、化斑汤之类。

5）血分有热又兼气分有热，是为"气血两燔"，治宜气血两清，用玉女煎去牛膝、熟地黄，加生地黄、玄参之类。

6）温邪化燥，口干舌燥，咽痛，干咳无痰，则宜用甘凉润燥法以生津润燥，方剂如沙参麦冬汤、五汁饮之类。

7）热甚化火，发斑发疹，吐衄便血，痈疽疮疡红肿热痛，甚则出现丹毒、大头瘟等，这是热邪的进一步发展，应用苦寒泻火法以苦寒直折，若用甘寒、咸寒则无济于事，方剂如黄连解毒汤、三黄泻心汤、龙胆泻肝汤、清瘟败毒饮之类。

8）热极生风，手足瘛疭，状若惊痫，甚则角弓反张，此热甚发痉，宜用清热息风法以息风镇痉，方剂如羚角钩藤汤、天麻钩藤饮之类。

（2）内伤热证的清法

1）养阴清热法：适用于阴虚发热、骨蒸劳热证，方剂如清骨散、青蒿鳖甲汤之类。

2）壮水制火法：适用于阴虚阳亢，水亏火旺证，方剂如大补阴丸、知柏地黄丸之类。

3）补血清热法：适用于失血之后，血虚发热证，方剂如当归补血汤、四物汤加牡丹皮、地骨皮之类。

4）养心清热法：适用于心火亢盛，夜不安寐证，方剂如黄连阿胶汤、朱砂安神丸之类。

5）滋肾养肝法：适用于肝肾阴虚，水不涵木证，方剂如六味地黄丸、杞菊地黄丸之类。

6）养阴清肺法：适用于肺阴不足，阴虚肺燥证，方剂如养阴清肺汤、琼玉膏之类。

7）养阴清胃法：适用于胃阴不足，胃火亢盛证，方剂如清胃散、玉女煎之类。

8）清热厚肠法：适用于热痢下重，便带脓血证，方剂如白头翁汤、香连丸之类。

7. 消法　消，即消导、消散、消削的意思。消法，即运用消食导滞或破积软坚等药物配伍组方，针对气、血、痰、食、水、虫等所结成的有形之邪，使之渐消缓散，以祛邪而不伤正的方法。《黄帝内经》云"留者攻之""坚者削之""结者散之""因其重而减之"。

消法是消散有形之实邪，其与下法有别。下法，是对有形之邪，病势急迫，形证俱实，必须急除，且可能排除的情况使用；消法则是对一般渐积而成的有形之邪，在病势较缓而又虚实夹杂，不必要也不可能急除的情况使用。前者是猛攻急下，后者是渐消缓散。

程钟龄说："消者，去其壅也。脏腑经络肌肉之间，本无此物，而忽有之，必为消散，乃得其平。"

凡人身五脏六腑之内，皮肤肌肉之间，由于气滞、血瘀、停痰、积食等原因，日积月累，成痞成块，壅塞其中，都是消法的适应证。但根据致病原因不同，消散的方药也随之而异。

（1）由于宿食停滞，引起消化不良、脘闷腹胀、嗳腐吞酸，则宜用保和丸、大安丸、枳实消痞丸之类以健脾和胃，消食导滞。

（2）人体胸腹胁肋之间，因气滞血瘀而结成有形之痞块，为积聚，为癥瘕，则宜用化积丸、鳖甲煎丸、化癥回生丹之类以行气消积，软坚散结。

（3）水饮停于胃脘，心下坚硬如盘，则宜用金匮枳术汤、洁古枳术丸等以扶脾制湿、消水化痞。

（4）小儿饮食失节，积滞不化，湿郁热蒸，日久生虫，而成疳积，则宜用消疳理脾汤、使君子丸、化虫丸之类以调理脾胃，消疳化积。

（5）外科痈疡初起，尚未成脓，可用消疮饮（仙方活命饮）、犀黄醒消丸等使之早期消散。

（6）寒痰流注，用阳和汤、小金丹。

（7）瘰疬痰核，用消瘰丸、消肿溃坚汤等。

如所附案例二十一，纳差患者，食欲欠佳，饭量小，大便干结如栗状，容易感冒；素脾气急躁，爱发脾气，精力充沛，喜动；脉略滑，按之细，两寸沉，右指纹滞推不动，左指纹回流很慢。证候结论考虑本虚标实，脾虚肝乘，兼有积热、痰热、食积。治法：升降气机，肝脾同调，兼清热、化痰、消积。方药给予四逆散合枳术丸加山楂8g、炒谷芽8g、炒麦芽8g、神曲5g等，体现了中医的治法之消法。

8. 补法　补法，即运用补益、营养、强壮的药物配伍组方，以补充人体阴阳气血的不足，消除各种衰弱病态，达到增强体质、扶正祛邪目的的方法。《黄帝内经》说"虚则补之""损者益之""形不足者，温之以气，精不足者，补之以味"。

补法是治疗虚证的普遍法则。但虚证类型很多，分有气虚、血虚、阳虚、阴虚以及五脏六腑之虚，因此，补法分为补气、补血、补阳、补阴、补心、补肝、补脾、补肺、补肾九种。

（1）补气法：适用于气虚证。

1）气虚应该补气，方剂如四君子汤。

2）气虚下陷则应补气升陷，方剂如补中益气汤。

（2）补血法：适用于血虚证。

1）血虚应该补血，方剂如四物汤。

2）虚由气生，补血必兼益气，方剂如当归补血汤、人参养荣丸之类。

（3）补阳法：适用于阳虚证。阳虚应该补命火，壮元阳。方剂如金匮肾气丸、右归丸、四神丸、参桂鹿茸丸之类。

（4）补阴法：适用于阴虚证。阴虚应该滋肾水，补元阴。方剂如六味地黄丸、左归丸、河车大造丸、大补阴丸之类。

（5）补心法：适用于心虚证。

1）心血虚则宜用柏子养心丸、补心丹等以养血安神。

2）心气虚则宜用归脾汤、远志补心汤等以补益心气。

（6）补肝法：适用于肝虚证。

1）肝血虚则宜用杞菊地黄丸、大定风珠等以养血息风。

2）肝阳虚则寒滞肝脉，少腹坠胀，拉引睾丸，宜用暖肝煎、导气汤等以温肝舒筋。

（7）补脾法：适用于脾虚证。

1）脾阳虚则运化失职，消化不良，宜用香砂六君子汤、参苓白术散等以健运脾阳。

2）脾阴虚则嘈杂善饥，饮食不为肌肉，宜用益胃汤、参乳汤之类以滋益脾阴。

（8）补肺法：适用于肺虚证。

1）肺气虚则呼吸少气，懒言怕动，宜用补中益气汤、保元汤等以补肺益气。

2）肺阴虚则咽干喉痛，干咳无痰，或痰中带血，宜用百合固金汤、清燥救肺汤等以养阴润肺。

（9）补肾法：适用于肾虚证。肾主先天，为元阴元阳之本，上面所述的阳虚和阴虚就是指肾阳虚和肾阴虚，方剂也同上。

二、十二法概要

随着中医临床的丰富和发展，其治病方法也不断增多。以八法统领诸法尚有一些遗漏，我校已故文献名医杨卓寅老先生提出需在八法的基础上增加涩、渗、升、降四法，称为"医门十二法"，则使大法更加完备。

1. 涩法 即运用收敛、固涩药物配伍组方，以达到收敛耗散、固涩滑脱目的的方法。又叫"固涩法"。

凡人身汗、血、精、津、便、尿等由于正虚不能固摄，以致过度耗散、滑脱不禁的，都应该采用涩法来治疗。《黄帝内经》说："散者收之。"《时方歌括》说："涩可固脱。"

张介宾说："固方之制，固其泄也。如久嗽为喘，而气泄于上者，宜固其肺；久遗成淋，而精脱于下者，宜固其肾；小水不禁者，宜固其膀胱；大便不禁者，宜固其肠脏；汗泄不止者，宜固其营卫。"可见，涩法有多种不同。

（1）涩肠固脱法：用以治疗洞泄不止及久痢滑脱失禁等证，方剂如赤石脂禹余粮汤、桃花汤、诃子散、真人养脏汤之类。

（2）涩精止遗法：用以治疗遗精、滑精、白淫等证，方剂如金锁固精丸、水陆二仙丹、济生固精丸之类。

（3）固脬缩尿法：用以治疗遗尿、尿频、小便失禁等证，方剂如鸡肠散、桑螵蛸散、巩堤丸之类。

（4）止血固下法：用以治疗妇女崩中、漏下、带下等证，方剂如龙骨散、七灰散、如圣散、固下丸之类。

（5）固卫止汗法：用于治疗自汗、盗汗等证，方剂如牡蛎散、当归六黄汤之类。

（6）敛肺止咳法：用以治疗久咳肺虚证，方剂有圣惠宁肺散、丹溪百药煎、五味子汤之类。

（7）收敛固脱法：脱，是正气虚脱，亦即"虚证"发展到严重阶段的一种表现，所以此时涩法必与补法相配。临床常见脱证主要有气脱和血脱两途。

1）气脱者宜固气，兼以补气。如独参汤加煅龙骨、煅牡蛎。

2）血脱者宜涩血，兼以补血。如胶艾汤加血余炭、赤石脂。若大脱血出现气随血脱，斯时有形之血不能速生，无形之气所当急固，补血涩血缓不济急，宜急用大剂参附以回阳固脱，才能挽救危急。

2. 渗法　即运用渗湿、利水药物配伍组方，以祛除人体脏腑肌肤之间滞留的水湿之邪的方法。《黄帝内经》云"淡味渗泄为阳""水郁折之""洁净府"。《伤寒论》说："当利其小便"。《时方歌括》说："通可去滞，滑可去着。"

药物里的渗湿利尿药，方剂中的祛湿利水剂，均属于渗法范畴。湿之与水，异名而同类，湿为水之渐，水为湿之积。人身水液之代谢与肺、脾、肾、三焦、膀胱有密切的关系。如果上述脏腑的生理功能发生障碍，势必引起水液潴留，轻则为湿，重则为水。如肺气不宣则水失输布，脾失健运则湿从内生，肾不主水则水气泛溢，三焦气阻则水道失调，膀胱不利则小便不通。水湿有余，潴留于内，阻塞气机，变生百病，必须渗湿利水，导邪外出。所以，渗法也是临床上重要的治病方法之一。

（1）宣肺利水法：适用于肺失通调，小便不利，面目浮肿以及腰以上肿的阳水证，方剂如越婢汤、越婢加术汤之类。

（2）益气利水法：适用于肺失输布，水气在皮肤，四肢浮肿的皮水证，方剂如防己黄芪汤、防己茯苓汤之类。

（3）健脾渗湿法：适用于脾虚不能运湿，湿邪困脾，胸痞腹满，口淡食少，舌苔白腻而厚者，方剂如胃苓汤。根据"利小便即所以实大便"的理论，如遇大便泄泻而小便短少者，亦可用此法。

（4）实脾利水法：适用于脾肾阳虚，不能制水，全身浮肿或腰以下肿的阴水证，方剂如实脾饮。

（5）温阳利水法：适用于肾阳不充，膀胱气化不利，小便短少者，方剂如五苓散、肾气丸之类。若兼浮肿，则用真武汤、济生肾气丸之类。

（6）滋阴利水法：适用于阴虚有热、水热互结，小便不利，或血淋、尿血，方剂如猪苓汤、小蓟饮子之类。若心热下移小肠，口糜舌烂，小便短赤淋痛，则用导赤散凉血清心利水。

（7）轻宣淡渗法：适用于湿温、暑湿之邪逗留三焦气分，湿阻气机，湿热相搏，甚则湿郁热蒸，出现黄疸者，方剂如三仁汤、黄芩滑石汤及甘露消毒丹等。

（8）清热利湿法：适用于下焦湿热蕴结，小便频数不利，尿时灼热刺痛，舌红、苔黄，脉数者，方剂如八正散。若尿中结有砂石，是为石淋，则宜用石韦散加金钱草、海金砂之类以清热利湿、化石通淋。

3. 升法　即运用助气升阳的药物配伍成方，以治疗由于气虚下陷、清阳不升等原因而引起的各种病证的方法。《黄帝内经》说"下者举之"。《本草经疏》说"升可去降"。《临证指南医案》云"脾宜升则健"。

人之一身，有大气，即胸中呼吸之气；有中气，即中焦脾胃之气；有清气，即水谷精微之气。它们的生理功能是"升"，而病理表现是"陷"，陷则举之。故临床有大气下陷、中气下陷、清气下陷等证，均须使用升法以升阳举陷。

（1）大气下陷证：张锡纯说，"大气者，充满胸中，以司肺呼吸之气也"。大气下陷，则呼吸气粗，不足以息；或努力呼吸，有似呼喽；或气息将停，危在顷刻。其兼证，或寒热往来，或咽干作渴，或胸闷怔忡，或神昏健忘，种种病状，难以悉数。其脉象沉迟微弱，关前尤甚。其剧者，或六脉不全，或叁伍不调。治宜益气升陷。用张氏升陷汤（黄芪、知母、桔梗、柴胡、升麻）加减。

（2）中气下陷证：中气下陷，是中焦脾胃气虚的进一步发展。脾宜升则健。若脾胃气虚发展到中气不升而下陷，可以出现内脏下垂、脱肛、疝气偏坠，在妇女可发生子宫脱垂。治宜补中益气、升阳举陷，用补中益气汤加枳壳。子宫脱垂亦可用升宫汤（黄芪、党参、当归、白术、枳实、益母草）。

（3）清气下陷证："清气"是指水谷的精微物质。饮食入口，通过脾的运化，将精微上输于肺，然后再输布其他脏腑而化生气血，营养全身。这种运化的枢纽在脾胃，运动的特点是上升，而上升的物质是清气，所以说"脾主升清"。若脾不升清，则水谷之精微下陷于肠，因而引起泄泻。《黄帝内经》说："清气在下，则生洞泄。"即是指此而言。治宜健脾升清，可用七味白术散加荷叶蒂之类（葛根、荷叶蒂均有升清止泻的作用）。

清阳主升，浊阴主降，清升浊降是正常的生理状态。若脾胃气虚，运化功能减弱，不能腐熟水谷、化生精微而上升于肺，输布全身，势必聚湿生痰，阻滞中焦，就会形成"清阳不升，浊阴不降"的病理变化。其临床表现有头重眩晕，胸闷腹胀，食少倦怠，大便泄泻，甚或目生内翳，视物昏花，耳鸣耳聋等。治宜升清降浊，可以参考李东垣的升阳益胃汤、益气聪明汤等方。

如所附案例二十一，纳差患者，食欲欠佳，大便干结如栗状，素脾气急躁。证候结论考虑本虚标实，脾虚肝乘，兼有积热、痰热、食积。治法：升降气机，肝脾同调，兼清热、化痰、消积。方药给予四逆散合枳术丸加减亦体现了中医的治法之升法。

4. 降法　即运用具有下气、降逆、平冲、潜阳的药物配伍成方，用以治疗由于气逆不下，气血逆乱而引起的各种病证的方法。《黄帝内经》云"高者抑之，惊者平之"。《时方歌括》说"重可去怯"。《本草经疏》说"降可去升"。《临证指南医案》说"胃宜降则和"。

肺主肃降，肺气上逆则咳嗽气喘。胃气以下行为顺，胃失和降则吐逆反胃。肾主纳气，肾不主纳则冲气上逆。肝体阴而用阳，肝阴不足则肝阳上亢，心主血而藏神，神失所依则心神浮越。以上种种，都是降法的临床适应证。

降，是沉降的意思。降法所用的药物多属沉重下降之品。如金石类药的生铁落、磁石、黑锡、朱砂、赭石、龙骨（化石）等，介类、贝类药的龟甲、鳖甲、牡蛎、珍珠母等，植物的种子、果实（《本草问答》说"诸子皆降"），如紫苏子、白芥子、莱菔子、葶苈子等。这些药物具有下气、降逆、平冲、潜阳的作用，都是降法的常用药物。

（1）痰浊阻肺，气机不利，清肃之令不行，咳嗽痰多，气息喘促，治宜化痰降气，方剂如苏子降气汤、三子养亲汤、定喘汤之类。

（2）胃气上逆，引起呕吐反胃，或噫气不除，或呃逆连声，治宜和胃降逆，方剂如二陈汤、大半夏汤、小半夏汤、旋覆代赭汤、丁香柿蒂汤类。若气火上逆，吐血、呕血，则宜清热降火，用三黄泻心汤。又如肾不纳气，呼多吸少，动则喘息，或冲气上逆，气从小腹上冲，发为奔豚，治宜纳气平冲，方剂如黑锡丹、都气丸及桂枝加桂汤之类。

（3）阴不潜阳，肝阳上亢，头昏目眩，面色如醉，甚至如《黄帝内经》所说的血之与气并走于上，发为大厥（中风），治宜滋阴潜阳，方剂如镇肝熄风汤、羚角钩藤汤、建瓴汤之类。

（4）惊恐所伤，心神浮越，惊悸不宁，夜不安寐，躁动不安，甚至发生癫狂，治宜镇心安神，方剂如桂甘龙牡汤、朱砂安神丸、磁朱丸、生铁落饮之类。

（5）肾阴不足，相火偏亢，以致虚火上炎，潮热盗汗，咳嗽咯血，或烦热易饥，舌红少苔，尺脉数而有力，治宜滋阴降火，方剂如知柏地黄丸、大补阴丸之类。此类也属于降法内容之一。

如所附案例二十一，纳差患者，食欲欠佳，大便干结如栗状，素脾气急躁。证候结论考虑本虚标实，脾虚肝乘，兼有积热、痰热、食积。治法：升降气机，肝脾同调，兼清热、化痰、消积。方药给予四逆散合枳术丸加减亦体现了中医的治法之降法。

三、类方二十四法框架

（一）治法概要

犹如辨证大纲是粗线条的归类，不能落实具体的证型一样，作为治疗大法，也是治法的粗线条归类，不能具体落实到具体的治法与方药。虽然大法初步统括了中医治法，但不够具体，不足以囊括中医的丰富方药功效和应对病证的丰富类型。因此，以汪昂《医方集解》为代表的后世方剂学家，从指导临床选方择药的需求出发，在大法的基础上，根据六淫对治、气血津液对治的需要，进行了类方治法的扩展，增加了祛风法、利湿法、清暑法、润燥法、泻火法、理气法、理血法、除痰法、杀虫法等，形成了现在方剂分类的 20 余种治法框架。

1. 解表法——汗法——表实证——病位 + 病机的治法。

2. 泻下法——下法——里实偏中下证——病位 + 病机的治法。

3. 和解法——和法——表里虚实夹杂证——病位 + 病机的治法。

4. 温里法——温法——里寒证——病因 + 病位的治法。

5. 清热法——清法——里热证——病因＋病位的治法。

6. 补益法——补法——里虚证——病位＋病机的治法。

7. 消导法——消法——里实证——病位＋病机的治法。

8. 涌吐法——吐法——里实偏中上证——病位＋病机的治法。

9. 理气法——实证——病机的治法。

10. 理血法——实证——病机的治法。

11. 祛痰法——痰证——病因的治法。

12. 安神法——虚证——病机的治法。

13. 祛湿法——渗法——实证——病因的治法。

14. 治风法——风证——病因的治法。

15. 治燥法——燥证——病因的治法。

16. 固涩法——涩法——虚证——病机的治法。

17. 开窍法——实证——病机的治法。

18. 解痉法——实证——病机的治法。

19. 托举法——升法——虚证——病机的治法。

20. 潜降法——降法——实证——病机的治法。

21. 驱虫法——虫证——实证——病因的治法。

（二）治法的分类梳理

1. 病因治法　温里法、清热法（含泻火法）、治风法、祛湿法、治燥法、祛痰法、利水法、驱虫法。

2. 病机治法　补益法、安神法、理气法、理血法、固涩法、开窍法、托举法、潜降法、解痉法。

3. 病所＋病机治法　解表法、泻下法、和解法、涌吐法。

脏腑五行生克法：相生法：培土生金、金水相生、滋水涵木、补火生金。相克法：抑木培土、补土制水、壮水制火、清金制木。

精气互调法：益气生津、补气生血、行气活血、理气消痰、滋阴潜阳、通阳破阴、阳中求阴、阴中求阳、精气互生。

4. 病势治法　急缓汗下；峻平补消；救逆、截断；治标、固本等。

5. 病症治法　止汗、止痛、止咳、平喘、止呕、止泻、止痒等。

6. 病种治法　通痹、截疟、退黄、消肿、消痔、制蛔。

第三节　中医施治手段

中医治疗立法之后，就要选择实现治法的手段，中医治疗手段有多种。

一、内治法类

1. 方药、膳食——药食服用　药有汤、散、丸、丹、膏、酒，其选用原则如下。

汤者荡也，速广而不能留也——治病之急重也。

散者散也，布散而可附着也——治病之弥漫也。

丸者缓也，缓久而已渐聚也——治病之固着也。

丹者聚也，专通而走窍道也——治病之入穴也。

膏者浓也，填注而善滋补也——治病之空虚也。

膳者善也，补益而平无毒也——治病之素偏也。

酒者走也，辛散而能走窜也——治病之凝滞也。

2. 气功、调心——修养陶炼

二、外治法类

1. 针灸、刮痧、敷贴、火罐、熨法——器物刺激

针者针刺宣泄也——疏通经络。

灸者艾灸温通也——温通血脉。

刮者通泄血络也——宣泄暑热。

贴者外贴皮肤也——药走肌肤。

罐者走罐吸拔也——吸拔阴寒。

熨者热敷发泡也——温通血络。

2. 水疗、浴法、熏蒸、蜡疗、泥疗——外敷吸收——作用肌肤

3. 导引、推拿、捏脊、刮治、正骨——形体操作——伸筋拔骨

中医手段虽多，但以方药为主体，故中医又称中医药，足见方药在中医治疗手段上的主导地位。因此，立法之后，通常重在选方用药。

第四节　中医立法通则

本节主要阐述中医总体的立法原则，如议病用药、治病求本（病因、病位、病机）、随证立法、主次兼略、标本先后、轻重缓急。

一、先议病症，后议方药

先议病症，后议方药——有的放矢。

中医临床最忌讳一药通治，专病专方不是中医的优势，具体情况具体分析才是中医辨证法活的灵魂。因此，开方用药之前，首先必须有一个对病情充分了解、全面分析的过程，然后才能据症断病，选方用药，有的放矢。古人谓之"先议病，后议药"（《医门法律》）。

"议病"包括议病症、判病名、辨病证；"议药"包括议治法、议方药、议服药。议病必须依症，议药必须随法。以病名代病症，议病之大忌，因为一病有多证，症象不同，证亦不同，犹如世界上没有两片完全一样的树叶。病名言病者之同，略漏病者之异。

如：同为感冒，有鼻塞喷嚏者（杏苏散），有主咽痒咳嗽者（止嗽散），有主恶寒发热者（麻黄汤），有主汗出恶风者（桂枝汤），有主头痛身酸者（荆防败毒散），有主肩背僵硬者（羌活胜湿汤），有主头昏身软者（霍朴夏苓汤）……方药选用各有适宜。

如：同为慢性胃病，有主生冷作痛者（良附丸），有主辛辣作痛者（左金丸），有主食后脘胀者（越鞠丸），有主饥饿嘈杂者（益胃汤），有主不食作呕者（橘皮竹茹汤），有主消谷善饥者（清胃散），有主紧张拘痛者（金铃子散）……方药选用各有不同。

套病给药，简症处方，都是违背辨证论治原则，极不可取的。如看病不到场，转述求诊，议病不够，信息不全，十有六七要出错。

二、治病求本，依证立法

治病求本，依证立法——随证治之。

治病求本是根治之法，与对症处理大有不同。治疗疾病就是要纠正疾病本质变化。

疾病的本质变化——病因、病位、病机、病势——病理要素。

治病求本——针对病因、病位、病机、病势的治疗——病理调整。

病理调整的实质内容——病因治疗、病位治疗、病机治疗、病势治疗。

实施治疗的前提是明确病理类型，然后针对性立法，依法选方用药。

具体分：辨病论治——根据病种的一般病理类型（全程全貌的共性特点）确定趋势性的治疗方法——中医不成熟。

辨证论治——根据病证的具体病理类型（阶段个体的个性特点）确定主打性的治疗方法——中医较擅长。

现阶段：辨证为主，参考辨病——依证立法，随证治之。

依证立法，立法必须紧扣对证的认识来确定。那么，如何才算扣对？即从病因、病位、病机三个方面予以落实即可。

例一：胃胀便秘案

常发脘胀满，按之不适，不欲食，晨起口苦，大便硬难解，手足欠温，身体怕冷，但动则头汗出，脉弦偏沉细，关独旺。

辨证——寒凝气滞郁热，胆胃不和。

治法——疏气散寒和胃，清热利胆，药入胆胃两经。

选方——小柴胡汤加枳壳、陈皮。

方解：

柴胡——疏气，配生姜散寒。

半夏、陈皮——和胃降逆。

黄芩——清热，配枳壳利胆。

例二：发热头痛案

恶寒，微发热，头痛显于两侧，肢节疼，微呕，心下微有梗阻感，口略苦，脉浮略弦细。

辨证——风寒郁热，太阳兼少阳，表兼半表里。

治法——和解兼汗，外散风寒，兼清郁热，药入太阳少阳经脉。

选方——柴胡桂枝（各半）汤。

方解：

桂枝汤——散太阳经脉之风寒。

柴胡汤——清少阳之半郁热。

柴胡——兼通少阳经脉。

半夏——兼和中降逆。

例三：感冒发热案

蔡某，男，7岁。2005年7月23日就诊。主诉：发热2天。昨天因受凉出现发热汗出，无恶寒，无咳嗽。经用西药（具体用药不详）后，大汗出，热退。今热复作，量体温39.4℃，发热以前额热甚，且伴鼻塞，口鼻烘热，头晕乏力，口干，又时欲呕，二便尚平，舌尖部红显，苔白而满布，脉浮而数，关上旺，咽红，有滤泡增生。追溯病史5天前出现颌下肿，但无明显自觉症状，自此以来就明显有纳差，体乏。

辨证：阳明湿热蕴毒，因外感风寒而触发于上。

立法：化湿清热，兼通窍、解毒，用药入阳明。

选方：甘露消毒丹合银翘马勃散。

藿香、连翘、滑石各10 g，茵陈、金银花各15 g，薄荷8 g，白豆蔻、黄芩、菖蒲、木通各4 g，牛蒡子、马勃各6 g，竹叶5 g。3剂。

3日后复诊：服上药2剂后，热即退尽，后未再作，头晕也除，纳食渐开。唯留鼻塞，咽中有痰，偶有咳嗽。此为热退，湿痰减而未尽。以上焦宣痹汤合温胆汤加减疏气透湿化痰善后。

附：方解

藿香、茵陈、白豆蔻仁、菖蒲——芳香化湿。

黄芩、连翘、金银花、竹叶——凉苦清热。

滑石、木通——湿热兼清。

藿香、薄荷、牛蒡子——辛香透表。

连翘、金银花、马勃——解毒。

藿香、茵陈、黄芩——入阳明，清化阳明湿热；引经报史。

三、主次标本，先后缓急

分清主次标本，确定先后缓急——分治有序。

证有单纯与复杂之分，病有轻重先后之别。病证单纯，随证治之，然病证还有标本虚实、内外寒热夹杂之证等复杂关系，则因不能毕其功于一役，必须分清先后主次及轻重缓急，分步治之，故而有"先后分治"之法。举例如下。

1. 外感表里同病

1）伤寒表寒里热俱实者，先攻其表后攻其里——太阳阳明并病，表寒里结，先汗后下，先予桂枝汤，后予调胃承气汤例。

2）伤寒表里俱寒里虚者，先救其里后攻其表——太阳少阴合病，表寒里虚，先温后汗，先予四逆汤，后予桂枝汤例。

3）温病表里俱热而实者，表里清透攻下同用——阳明表里俱热，凉膈散证。

4）温病表里俱热里虚者，先重救里兼攻其表——厥阴阴虚伏热，青蒿鳖甲汤证。

2. 杂病表里夹杂 《金匮要略》云："夫病痼疾加以卒病，当先治其卒病，后乃治其痼疾也。"有平素健康而猝感新病者，当急治速愈之，如伤风、中暑、暴伤饮食等；有慢疾日久而渐成痼疾者，当缓治渐和之，如肺胀、胃痞、久痢、肝积。更有素患慢疾复因新感而转急，或本有伏疾复因新感而触发，形成新老合病，错综交织者，当先去除其触发因素，缓解其标证，后治其伏疾宿根。如哮喘急发、胸痹急发、水肿急发、历节急发。

四、病有常变，治分直间

病有常变，治分直间——守常权变。

论治宗旨，针对诊断结果，做因势利导、补偏救弊的调整，因此辨证决定论治、论治服从辨证；但并非一味地附属、跟从，论治为辨证的归属，有其一定的独立性。

各病种发病，有其共同的一般规律，也有其个体的特殊变例，必须先知其常，进而还要懂其变。如上感必以祛风宣窍、解表为主，再或兼散寒，或兼清热，或兼化湿，或兼化痰，或兼固卫。小儿发热，必以解表透热为主，再或兼消痰，或兼导滞，或兼解毒，兼凉肝。

以上都是直接对应的"正治"之法——直治法，然脏腑、六经相兼为病，由于彼此病机的复杂关系，有的不宜直接对治，则须采取不直接对应的"权变"之法——间治法。例如肺虚燥咳，本当以滋阴润肺之法（清燥救肺汤、沙参麦冬汤），但若素体胃弱者，则不能胜任运药，服之必先饱胀呕逆，则需采取补土生金之法，间接补之（麦门冬汤、益胃汤等）。

又如：年老阴亏，目暗内障者，本当以滋阴养血之法（杞菊地黄丸），但年老气也弱，不能胜任一味滋补，孤阴不能独长，也必阳中求阴、益气生血，则需与扶脾以养肝、养肺以益肾并举（石斛夜光丸）。

——此为隔一之法。

先天禀赋不足，而病脏虚者，注意配以补先天以助后天。病久饮食不充，而病脏虚者，注意先扶脾胃以启后天生化之源。

——此为隔二、隔三之法。

外感阴阳表里寒热虚实夹杂，治疗难以齐头并进而兼顾者，先以和法开路，从疏气转枢着手（如与小柴胡类方，治少阳、阳明、太阴、厥阴相兼），后再随其转机而变法换方。

内伤久病气血阴阳寒热夹杂，治难分清先后主次者，从中焦脾胃着手，注意阴阳气血平补（薯蓣丸治风气百疾）。

——此为权衡之法。

另外，还有与方药性能、治法宜忌有关的"变通"之法等，都是其另加斟酌的任务。如肝脾气血阴阳诸虚，温燥、凉滋皆有所忌者，则取辛甘助阳与酸甘化阴并用之法（归芪建中汤法、人参乌梅汤法），使辛甘助阳而不燥阴，酸甘化阴亦不碍阳，阴阳平长互助。

第五节　中医立法选方

一、治法与功效的关系

1. 治法是对方剂功效的分解与归类　如四君子汤益气健脾、生脉散益气生津、保元汤补气温阳，皆有补气功能，故将其归类为补气法方剂。而把各自的健脾、生津、温阳等功效省略了。

2. 功效是对治法的组合与配装　如归脾汤的功效为益气健脾、养血安神，功效中包含了益气法、健脾法、养血法、安神法、理气法。又如防风通圣散的功效为外散风寒、内清热结、和解表里，则包含了解表法、清热法、和解法等。

3. 治法是对应类证的重点划分　如解表法针对的是病邪在表的一大类病证，即表证类，包括风寒表证、风热表证、风湿表证、风燥表证、湿热表证、寒湿表证、夹虚表证等。其重点是解表，其次是治因。

又如泻下法针对是邪实在里的里实证类，包括里热燥结证、里热瘀结证、里热水结证、里寒积滞证、里寒痰结证等。其重点是攻下邪实，其次是根据病因针对治疗。

4. 功效是应对单元证型的具体规定

风寒郁热于太阳表里——外散风寒，内清郁热——走足太阳——大青龙汤。

风寒郁热于太阴表里——外散风寒，内清郁热——走手太阴——麻杏石甘汤。

治法分类都只是突出治疗的某一方面，针对具体的病证治疗，任何一种治法都是不完整的，还必须进一步细化，并结合其他治法，才能形成具体完整的治疗方案。

如：解表法，突出治表，但具体还要根据邪气的寒热性质，在辛散的基础上，结合寒温配伍，才能具体为辛温解表寒、辛凉解表热、辛香解表湿等可落实到方剂的功效化治法。

又如：清热法，突出治热，但具体还要根据具体的病因兼夹、病位所在、病机特点，才能清晰治法、准确选方：清燥热——白虎汤；清暑热——清暑益气汤；清火热——三黄泻心汤；清心火——导赤散；清肝火——龙胆泻肝汤；清肺火——泻白散；清胃火——清胃散；清胆火——黄芩汤；清虚热——青蒿鳖甲汤；清营热——清营汤；清血热——犀角地黄汤；清毒热——黄连解毒汤等。

再如：补益法，突出治虚，但要进一步考虑何种虚、虚在何处，才能指导选方。

气虚——补气：在心——养心汤；在肺——补肺汤；在脾——四君汤。

血虚——补血：四物汤；偏寒——胶艾汤；偏热——黄连阿胶汤。

气血两虚——气血两补：心脾为主——归脾汤；肝脾为主——八珍汤。

津虚——生津：在胃——益胃汤；在肺——沙参麦冬汤。

液虚——增液：在肠——增液汤；在肾——加减复脉汤。

阳虚——温补：金匮肾气丸；右归饮。

阴虚——滋补：六味地黄汤；左归饮。

阴阳两虚——温滋并进：地黄饮子。

精气两亏——填精益气：龟鹿二仙膏。

可见，治法分类只是为立法选方提供一个初始的切入点，而不是一一对应的选择，还要通过进一步地细化和与不同法的交叉、渗透、组合，才能完成基于证的立法选方。

二、立法选方的要领

如何从众多方剂、中药中选择、调配合适的方药？主要依据治法与方药之间的分类关联，建立规范思路。

1. 依证立法　病因治法 + 病机治法 + 病所治法。

2. 参考治法分类　选定主治法——丰富配治法。

3. 选配方剂　以主治法为切入点，结合配治法，选定基本方。

如：脾虚中寒证——补气法 + 温中法 = 温补法 + 治脾——理中汤、建中汤。

脾虚气滞证——补气法 + 理气法 = 补消并用——五味异功散、朴姜夏草参汤。

对方剂功效的把握，要采取具体标定与相结合的办法。

具体标定——病因治法 + 病机治法 + 病位归属——立体功效。

如：当归四逆汤功效——养血温肝，通经散寒。

病因治法——养血、散寒。

病机治法——养血、通经。

病位归属——温肝经。

大体归类——按重点、特点划归，结合其余方面，进一步细分差异。

如：当归四逆汤功效——温经法方剂（ + 补血法 + 解表法）——走肝经。

三、药物加减的配合

根据配治法，通过加减药味，完善治法，形成完整功效。

如：一中年妇人，因一次天凉乘摩托未戴头盔，吹冷风后引发颠顶头痛，服止痛药能缓解，但稍吹风受冷则易复发，局部喜热敷，若逢经期，头痛也会加剧，间有下肢拘急作痛，膝处怕冷，手足不温，面色清白，形体较瘦，饮食尚可，睡眠欠佳，经量较少，间有轻度痛经，舌淡红苔薄白，脉细。

1. 血虚受寒，凝滞肝经——温补肝血，散寒通经。

2.（温法 + 补法 + 解表法）+ 入治肝经法。

3. 从温法入手：温肝剂：吴茱萸汤、当归四逆汤、暖肝煎。

从补法入手：补血剂：四物汤、补肝汤、当归生姜羊肉汤。

从解表法入手：桂枝加当归汤。

4. 以当归四逆汤为基本方加减：加川芎，上行头目，祛风止痛；加鸡血藤，养血柔筋止痛；加小茴香，温经理气止痛。

四、选方用药的训练

组成：

桂枝 12 g　　芍药 9 g　　甘草 6 g　　麻黄 12 g　　生姜 15 g

白术 15 g　　知母 12 g　　防风 12 g　　炮附子 10 g

主治：

诸肢节疼痛，身体尪羸，脚肿如脱，头眩短气，温温欲吐者（《金匮要略》）。

阳气素弱，风寒湿郁热，闭阻关节经脉，太阴少阴表证夹虚。

功效：

祛风除湿，通阳散寒，佐以清热止痛。

治法：

通经解表类＋除湿法＋清热法。

第五章　中医的疗效评价

一切的医学研究和医疗活动最终都必须以临床疗效为导向，中医更是以临床疗效为生命，中医辨证论治的特色、优势与生命力正在于比辨病论治具有更好的临床疗效。因此，中医如何论治，也必须立足于取效之目的。然疗效的评价却存在较大的误区。

第一节　疗效有顺逆真伪之分

如感染发热用激素退热，皮癣用外涂药治疗，过敏用扑尔敏抗敏，感冒用抗生素消炎，伤痛用麻醉针封闭止痛等，都是违背因势利导的治疗原则，都能抑制正气的反抗，助长邪气的滞留、深入，表面看来速效，实质利少弊多，甚至遗患无穷。

为医，有治病救人者，也有治病"杀人"者，还有"姑息"留人者。追求内在实质疗效，不被表面效果所迷惑，这正是精诚大医与逐利小医的根本区别所在。因此，对临床"取效"，要注意分顺逆！

如外感表证发热，以得汗退热为顺，故忌用冰伏；上感风寒咳嗽，以痰出咳减为顺，故忌用止嗽；内病外发之痒疮癣疹，以内消外透为顺，故慎用激素外涂等。

顺势疗效——顺乎生机、因势利导取效，为真正的疗效。

逆势疗效——逆乎生机、背势逆导取效，为伪假的疗效。

第二节　疗效有强速稳长之分

有时，面对同一病证，采用不同医生开出的不同方药，可能都会有效，但会有不同的取效类型。

取效类型实际上有强效、速效、稳效、长效之分。

强效——取效的程度大。如止痛效果的轻重。

速效——取效的速度快。如退热效果的快慢。

稳效——取效的病症波动性小、趋稳性强。如止痒不波动，也无不良反应。

长效——取效具有长期性、不复发性。如治癣的长远效果如何。

"四效"机制与发病机制的关系：病证有缓急标本，疗效有快慢远近。

治标、治急——易见速效、强效，不易稳效、长效。

治本、治缓——难得速效、强效，贵在稳效、长效。

类型比较：

强效、速效——主要反映了近期效果——控制力（西药见长）——单一性、部位化的病理类型。

稳效、久效——主要反映了远期效果——根治力（中药见长）——复合性、系统化的病理类型。

第三节 疗效有专项综合之分

专项疗效即指专一性、局部性效应，有解决单一、局部性病症的效果。如退热、止汗、止泻、止呕、止痒、止痛、止血、制酸等作用与效果。

综合疗效即指综合性、整体性效应，有作用整体、综合性病态的效果。如达邪、安中、通阳、固阴、舒气、养血、扶土、抑木等作用与效果。

类型比较：

专项疗效——单点效应，如特定症控制——主要反映了特异性效果——治病力，西药见长——单点对应，靶向治疗（导弹式）。

综合疗效——泛化效应，如体质化改变——主要反映了复合性效果——治和力，中药见长——综合偏差，整体平衡（魔方式）。

第四节 疗效的整体与动态权衡

整体动态的疗效由强度、速度、稳定度、长久度、专一性、广泛性共同影响。

强效、速效<稳效、久效。

专效、分效<泛效、合效。

医学干预分为治疗、调理、防护、摄生。

对症处理——如战地医学。

对病处理——如印度医学。

对证处理——如中医学。

对命处理——？

对症处理<对病处理<对证处理<对命处理。

第六章　辨证论治实训操作

本章将以案例的方式，训练学生在面对实际病情，综合运用前面所学的系列知识实施操作的能力。其具体分为以下两种方式。

第一种是教学示范的方式，即由教学者以课堂病例讲解的方式，按照规范的操作步骤，模拟解读辨证论治之证—理—法—方各环节的思维过程及相互关联，帮助学生建立比较清晰与规正的辨证论治操作过程和具体明确的辨证论治质量要求。

第二种是自学练习的方式，即由学生参照教学示范的要求，在课后进行多个病例模仿练习，通过按照规定的格式填写，强化对辨证论治操作步骤和具体要求的印象，促进习惯的形成。

第一节　案例实训示范

实训示范一：猝感暴咳案

（一）提供诊治过程素材：文字记录，另配音像资料（略）

廖某，女，50 岁，2016 年 7 月 2 日初诊。

……

患者：从感冒到现在有 1 个月，但是剧烈咳嗽到现在有半个多月啦。打了 6 天的点滴，前 3 天打的是抗病毒，后 3 天是打的头孢。没用。后面拍片子就是肺纹理有些增粗。血液检查都正常，就是什么粒细胞有点高。有医生说是什么病毒，开了什么止咳胶囊还有红药水。还有什么药，医生说都有抗过敏的，吃了还是没用。

医生：咳嗽照旧？

患者：还是咳嗽。

医生：不会更厉害了吧？

患者：没有，稍微好了一点点。

医生：你刚一感冒是什么症状？

患者：那时候吹空调嘛，冷到了，然后就是吃感冒药。

医生：吃什么感冒药？

患者：感冒通。不是，是维 C 银翘片。

医生：吃了会好些吗？

患者：以前吃了会好。但是这次（吃了）后面就不停咳嗽，我就（又）喝了鲜竹沥，但是也没有用。

医生：当时有发热吗？

患者：没有。一直都没有。

医生：作冷吗？

患者：不作冷。我觉得怕热，手上都是汗。就是怕热。

医生：你咳嗽时觉得身上热吗？

患者：咳嗽时冒汗呀！

医生：你是说咳嗽时会出汗，是吧？

患者：对呀。这一次好厉害，就像得了哮喘一样。

医生：会有喘吗？

患者：咳的后面会有。有吼吼声。我要爬（坐）起来，不然有窒息的感觉。

医生：你是说咳得痉挛？咳的时候会咽喉憋不过气来？

患者：唵呀！三医院的医生说我有哮喘。

医生：鼻子会塞吗？

患者：前一段时间不塞，但是一咳嗽起来，两个鼻孔就全堵到了。

医生：不咳嗽就不堵？

患者：是呀！（咳嗽时）就是用嘴巴张开呼吸"哈哈……"（过）2～3分钟两个鼻孔（才）会出气了。

医生：什么是"哈哈哈"？

患者：就是用嘴巴呼吸啦。因为一咳嗽鼻子就全塞啦。

医生：鼻子塞掉了，怎样会缓解呢？

患者：就是打开嘴巴呼吸，大概5～6分钟（就透气啦）。

医生：鼻子会有气出来吗？

患者：没有。

医生：会觉得鼻子烘烘热吗？

患者：没有。

医生：咽喉、嘴巴会有热气出来吗？

患者：也没有。

医生：喉咙会痛吗？

患者：喉咙不痛，就是咳嗽出汗。

医生：咳得会身上发躁？

患者：对。就是咳的要窒息的那种。

医生：咳得会脸发红吗？

患者：对。头都发胀。你看我这个眼睛（红的）。

医生：你会咳得想要扇扇子吗？我就是想问你咳的时候怕风吗？

患者：不怕风。

医生：我看一下舌头。舌质淡红，舌尖略红，红点突出，苔厚白底浮黄。

患者：医生，现在还好一些，上次给你发信息时上面都是黑的。

医生：黑的？（来摸一下脉。）

患者：口干。

医生：要喝水吗？

患者：喝水。

医生：口苦吗？

患者：不苦。

医生：喝水喝冷的还是热的？

患者：反正是冷茶壶的水，倒了就赶快喝。

医生：喝得舒服？

患者：嗯，喝了就不咳嗽啦。咳嗽时，我就赶紧去喝川贝枇杷膏。

医生：咽喉不痛？

患者：对，不痛。躺下去就咳。

医生：坐起来就会好过些啦？（你们看）上冲性的咳嗽，咳得会脸发红，眼睛还会充血，她以前也有些充血。

患者：好像一直咳一直咳，必须要把喉咙里的一点点痰咳出来，后面还是有些咳。

医生：哪里有好多痰呢？

患者：没有（痰）。就是肺里难过。

医生：来，大家摸一下这个脉紧，紧中带数。右脉是偏细，寸偏浮。

患者：一张嘴就会剧烈咳。

医生：全身都会出汗吗？

患者：会呀。

（二）作业整理病案模板

姓名：　　　　性别：　　　　年龄：　　　　就诊时间：

病情信息收集

1. 主诉
2. 现病史
3. 现症
4. 既往史
5. 体征

病 象 辨 析

1. 现病史
2. 现症
3. 体征

　望诊：

　舌象：

　脉象：

4. 既往史
5. 体征

辨证论治过程

（一）辨证诊断

1. 独立分类（辨证三要素）

（1）病因：

（2）病位：

（3）病机：

2. 综合判断

（二）立法处方

1. 治则

2. 治法

3. 方药

说 明 与 发 挥

（三）学员课堂集中讨论（略）

（四）教员课堂点评与参考答案

姓名：廖某　　　性别：女　　　年龄：50 岁　　　就诊时间：2016 年 7 月 2 日

病情信息收集

1. 主诉　咳嗽 1 月，剧烈加重半月余。

2. 现病史　1 个月前由于吹空调受凉后出现喷嚏，咳嗽，无恶寒，无发热，无咽痛，自服维 C 银翘片、鲜竹沥后咳未止，半个月余来剧烈咳嗽，经抗病毒、抗生素点滴 6 天后咳未缓解。查：肺纹理有些增粗，白细胞及中性粒细胞正常，嗜酸性粒细胞稍高。后改服止咳胶囊与抗过敏药物后咳仍未缓。

3. 现症　阵发呛咳声大，张口呼吸或躺卧时易发，坐立缓解，咳时身热汗出、咽喉中喘憋"吼吼"声，伴鼻塞，不咳不塞，需张口呼吸 5～6 分钟后咳止鼻通，咳时头胀、脸红、眼睛稍充血，无咳时流泪，无咽喉痛，无口鼻中气热，人不怕吹风，痰色白量少，得咳少量痰则咳稍缓。口干饮凉水无不适，无口苦，人怕热，手上多汗。

4. 既往史（既往病史、个人史等）　曾患青光眼。

5. 体征

望诊：形体不瘦，脸郁红。

闻诊：语声高语速急，鼻音重，咳声稍闷。

舌象：舌质淡红，尖略红，红点突出，苔厚白底浮黄。

脉象：脉紧中带数，右脉偏细，寸偏浮。

病 象 辨 析

1. 现病史

突发咳嗽——多数外感。

起于吹空调受凉后——外受风寒。

初起伴有喷嚏、无发热——伤感于肺之表（鼻窍）。

自服维 C 银翘片、鲜竹沥后咳未止——清表热、化里痰无效。

经抗病毒、抗生素点滴 6 天后咳未缓解，半个月余来剧烈咳嗽——助湿生痰。

无咽痛——表无热，多有风寒。

不恶寒——表寒已减或表寒化里热。

西医检查：肺纹理有些增粗——支持病在肺经。

　　　　　　白细胞及中性粒细胞正常，嗜酸性粒细胞稍高——支持病属感冒。

　　　　　　后改服止咳胶囊与抗过敏药物后咳仍未缓——感冒后继发病变。

2. 现症

现呛咳声大，躺卧时易发，坐立缓解——气逆上冲。

咳时身热汗出——里有化热。

鼻堵而欲张口呼吸、咽喉中喘憋"吼吼"声——痰阻气道、清窍。

不怕冷、不怕吹风，痰白而少——里热抬头。

呛咳阵发，一过性加剧，伴见头胀、脸红、眼睛稍充血——热气上冲。

得咳少量痰则咳稍缓——热与痰搏，壅阻于喉。

口干饮凉水无不适——内无虚寒。

人怕热，手上多汗——体内有热。

3. 体征

望诊：形体结实——体质不弱。

　　　　面色郁红——肝旺或热化。

闻诊：语声高语速急——肝旺或有内热。

　　　　鼻音重（鸣）——风仍在。

　　　　咳声稍闷——有湿或有痰。

舌象：舌质淡红，尖略红，红点突出——上部有热。

　　　　苔厚白底浮黄——阴邪郁热。

脉象：脉紧中带数——热为寒郁。

　　　　右脉偏细——素体肝血偏亏。

　　　　寸偏浮——表证偏上部。

4. 既往史

曾患青光眼——素体肝易旺。

辨证论治过程

（一）辨证诊断

1. 独立分类（辨证三要素）

（1）病因

外感风寒——突发感冒，起于吹空调受凉后，无发热，无咽痛，鼻音重（鸣），脉紧。服中药清表热、化里痰（维C银翘片、鲜竹沥）后无效。

内体肝旺——形体结实，面色郁红，语声高、语速急等。

（2）病位

肺经为主——喷嚏、鼻堵、咳嗽，是伤于肺之表（鼻窍与喉道），肺纹理有些增粗，寸偏浮。

表证兼里（卫气同病）——喷嚏、鼻堵、咳嗽为其表，汗出、头胀、脸红、眼睛稍充血为其里。

（3）病机

郁阳化热——咳时身热汗出，不恶寒，不怕吹风，人怕热，手上多汗，饮凉水无不适；咳时头胀、脸红、眼睛稍充血。舌质尖略红、红点突出，舌苔厚白底浮黄，脉紧中带数。

动气夹痰，冲阻气道——阵发气冲呛，躺卧时易发，坐立缓解，咳声大、声稍闷，咳得少量痰则咳稍缓，咽喉中喘憋"吼吼"声，鼻堵而欲张口呼吸。

2. 综合判断　素体肝旺，风寒犯肺，郁热夹痰，逆阻气道。即根据时间顺序，进行逻辑组装，综合判断：起病外受风寒而上感闭窍，适逢素体肝旺，郁阳易从火化，误以输液助湿生痰，增加有形闭阻。

——当前以寒热相冲于肺，气痰相搏气道为主，所以突出表现为骤然发咳，阵发加剧。

（二）立法处方

1. 治则　先以重点解决肺部猝感之病，后再调理平素肝旺之体。

2. 治法　外散肺表寒风，内清肺中亢热，兼助消痰利咽。

3. 方药

| 炙麻黄 7 g | 杏　仁 10 g | 生石膏 15 g | 生甘草 5 g |
| 浙贝母 10 g^{（打碎）} | 桔　梗 10 g | 化橘红 10 g | 天花粉 15 g |

共 7 剂，水煎服，每日 1 剂。

说明与发挥

与风热犯肺的桑菊饮证的鉴别：

独立辨识：

病因：风热为主。

病位：太阴肺卫分为主。

病机：肺气受扰，失其宣降。

综合诊断：风热袭肺，卫气浮越。

医生发挥：温病讲太阳风温，脉来不紧不缓而动数。这个是紧中带数，寒风闭火。患者自诉"干咳"，其实这不是干咳，而是痰不易出，其咳点痰出来，呛咳喘憋即缓解，人会舒服许多，故应加桔梗、化橘红促进排痰。

实训示范二：阴部湿疹案

（一）提供诊治过程素材：文字记录，另配音像资料（略）

占某，女，43岁。

患者：外阴部痛，两腿增厚，疼痛影响走路，后去某中医院李主任处就诊，李主任说需要住院，在住院1个月期间中，在住院20多天就开始发高热，发热1周，这期间每一天都打4瓶点滴，说是病毒性的，母亲也在发热，1个月后疹没有完全好，比入院时缓解，就是大腿内侧有，脚上还是痒，出院后听别人建议涂护肤露保护皮肤，从这时坚持搽郁美净，这样之前脚部用激素，这里的皮肤增厚、萎缩、发暗，涂后脚部变好，但是腹股沟、外阴发疹，这个部位反反复复发作。

医生：也不是发得很厉害？

患者：厉害，看了好几个医生，病历没有带。看过邱主任说不能涂激素，推荐涂甘草油。但是涂甘草油还是反复发作，阴部肿，难以走路，走路时候会摩擦得痛，晚上痒甚。

医生：有白带吗？

患者：少，现在少，很少。

医生：原来白带多吗？

患者：原来白带正常，不算多，现在基本没有，可能是现在比较焦虑，后来看于主任，他没有让涂什么，在他这里看了2个月，症状没有明显减轻，就是把胃病看好了。

医生：胃什么问题？

患者：前段时间，胃有轻微发堵，服这个于医生的药后感觉堵好了，现在停了3天的药，又稍微有点堵。

医生：哪个方？

患者：说不清是哪一个方。

医生：是前面的好点，还是后面好点？

患者：后面的好点。

医生：服于主任的药没有什么难受的吧？

患者：没有什么难受，就是阴道症状没有缓解，还有开了四季青水洗，之前有用洁尔阴洗阴部肿加重才去看的。

医生：你是说用了洁尔阴洗，阴部才肿起来的是吗？

患者：嗯，肿得很大，这样会就被吓到了，因为之前一直用郁美净擦，但是没有肿得这么大，所以才再去看的。于主任就让吃药，也没有让涂什么，就自己缓解了。自己涂了郁美净在上面。

医生：现在我问你，最开始腿发是发在什么地方？

患者：最开始是发在小腿。

医生：小腿里面还是外面？

患者：这个地方（患者指）。

医生：腘开始，然后慢慢往里走，走到大腿内侧？

患者：这些地方都是。

医生：脚上现在还有什么不舒服吗？

患者：脚上一直也没有长什么，但是没有汗脚了，现在又有点。

医生：原来是汗脚是吗？

助手：这个病就是治汗脚治出来的。

患者：治了汗脚之后，有一个星期吃牛肉发了。

医生：就是说原来脚出汗很厉害？

患者：很厉害。

医生：有多少年了？

患者：有三四年以上，去年特别严重。

医生：怎么想到去治疗呢？

患者：严重到不能穿靴子，每天都要换两双袜子。一下子就治好了。就是泡脚，没有吃药。

助手：治好了汗脚，疹子就出来了。

医生：身强力壮，吃得，玩得，原来体力还好吗？

患者：体力还可以。

医生：原来吃饭还可以？

患者：吃饭还可以，胃口还可以。

医生：原来睡觉还可以吗？

患者：原来睡觉就是很好，现在就不行，现在每天晚上要醒好多次。

医生：难过得睡不着？

患者：因为腹股沟出汗，出汗很多，要起来换裤子，全部湿了，不能合着睡，还有手掌出汗。

医生：（望舌）舌质暗，苔白较满，嘴巴不会发干发苦不？

患者：今天有点干，不知道是不是在这里讲话比较多。

医生：平常不会干是吗？

患者：有点干，吃了于主任的药以后有点，以前不会。

医生：小便怎么样？

患者：小便正常。

医生：拉尿难过吗？

患者：不难过。但是来例假，不知道是不是比较焦虑，原来正常，现在是至少提前五到七天。时间长。

医生：几天干净？

患者：经期中途会停，过了 10 多天还有血丝。特别焦虑。

医生：脉细偏沉，左略弦，尺沉不流利，右寸稍旺。

患者：这几天拍身上，腹股沟的汗就减少点。

医生：现在还泡脚吗？

患者：前一段时间泡，因为泡脚的盆太高了，热而且特别痒。

医生：现在阴道肿是吗？

患者：外阴有点肿。

医生：痛吗？肿的地方痛吗？

患者：痛，摩擦就痛。

医生：充血吗？红吗？

患者：有点，最主要是大腿内侧肿了。

（二）作业整理病案模板

姓名：　　　　性别：　　　　年龄：　　　　就诊时间：

病情信息收集

1. 主诉
2. 现病史
3. 现症
4. 既往史
5. 体征

病 象 辨 析

1. 现病史
2. 现症
3. 体征

望诊：

舌象：

脉象：

4. 既往史

辨证论治过程

（一）辨证诊断

1. 独立分类（辨证三要素）

（1）病因：

（2）病位：

（3）病机：

2. 综合判断

（二）立法处方

1. 治则

2. 治法

3. 方药

说 明 与 发 挥

（三）学员课堂集中讨论（略）

（四）教员课堂点评与参考答案

姓名：占某　　　性别：女　　　年龄：43 岁　　　就诊时间：2016 年 11 月 7 日

病情信息收集

1. 主诉　阴部及周围肿痛痒 7 个月。

2. 现病史　4 年汗脚，不能穿靴子；9 个月前到医院用泡脚方法治疗汗脚。汗脚好后 1 周吃牛肉后出现湿疹，先从小腿，再到大腿内侧发湿疹，瘙痒，后用激素外涂后缓解，2～3 天复发。7 个月前出现阴部及腹股沟肿、痛、痒，皮肤增厚，色变暗，后用洁尔阴外洗后外阴部肿加重而入省中医院治疗。在住院期间，发热 1 周，打点滴后热退。6 个月前出院后一直外涂护肤品，外阴部及腹股沟肿、痛、痒反复发作至今。服用中药（龙胆泻肝汤加五味子、乌梅）未加重，未缓解。

3. 现症　外阴部肿，稍充血，走路摩擦后痛，夜间痒甚，热时痒加重；夜间腹股沟汗出多，手汗多；食欲可，白带量少，小便可，排尿时无不适感；月经平素期准，外阴部肿后提前 1 周，经期较长，中途会停；因腹股沟汗多而夜眠易醒数次。

4. 既往史（既往病史、个人史等）　胃食管反流 2 年，症见胃堵（服中药缓解）；乳腺囊肿。

5. 体征
望诊：形体胖壮，面色稍白。
闻诊：声稍高，有力，语速稍急。
舌象：舌质暗，苔白较满。
脉象：细偏沉，左略弦，尺沉不流利，右寸稍旺。

病　象　辨　析

1. 现病史
病程较久——多属内伤，邪从内发于外。

4 年汗脚——阳明湿热。

9 个月前到医院用泡脚方法（五味子之类）治疗汗脚——药用酸收，邪无出路。

汗脚好后 1 周吃牛肉后出现湿疹，先从小腿，再到大腿内侧发湿疹，瘙痒——牛肉性热，鼓动湿热从阳明外发。

用激素外涂后缓解，2～3 天复发——激素使邪无出路，更易聚湿生痰。

7 个月前出现阴部及腹股沟肿、痛、痒——厥阴湿热外发。

后用洁尔阴外洗后外阴部肿加重入省中医院治疗——湿邪较重，考虑生痰。

在住院期间，发热 1 周，打点滴后退热——输液增加湿邪。

6 个月前出院后一直外涂护肤品，外阴部及腹股沟肿、痛、痒反复发作至今——邪无出路，迫邪内陷。

2. 现症

现外阴部肿——湿，热，痰。

局部的肿——痰（湿为漫肿）。

稍充血，走路摩擦后痛——有热。

夜间痒甚——血分热扰。

夜间腹股沟汗出多，手汗多——厥阴肝经湿热。

食欲可——脾胃脏腑气分未伤。

白带量少——鉴别脾与肝。

小便可，排尿时无不适感——湿热之邪集中在厥阴经，未影响膀胱。

月经平素期准，外阴部肿后提前1周，经期延长——血分热扰，迫血而行。

睡觉因腹股沟汗出多而醒几次——分清眠差的因果，血分热迫津出。

3. 体征

望诊：形体结实——体质不弱。

闻诊：声稍高，有力，语速稍急——气血充足。

舌象：舌质暗——气血不通畅，湿邪阻滞。

　　　　苔白较满——湿邪较重。

脉象：细偏沉——气血趋势在里。

　　　　左略弦，尺沉不流利——下部气血不活。

　　　　右寸稍旺——上有热。

辨证论治过程

（一）辨证诊断

1. 独立分类（辨证三要素）

（1）病因

湿热——疹发于下（阴部），缠绵难愈，吃荤引发，肿痛而痒；苔白较满。

痰——形体结实，阴部局部肿；有乳腺囊肿史。

（2）病位

厥阴——疹现以外阴部及腹股沟处为主；外阴部肿后月经提前；乳腺囊肿位于胸胁。

阳明——汗脚，初发于下肢小腿；胃食管反流2年，症见胃堵。

（3）病机

气分热阻——汗出较多，心下堵。

血分壅滞——疹发夜间痒甚；阴部局部稍充血肿痛，脉尺沉不流利；经期延长。

2. 综合判断　素体阳明湿热，外出不畅，聚而生痰，反致渗阻肝经血分。

分清先后缓急，根据时间顺序，进行逻辑组装：素体阳明湿热，湿热以外出为顺；误用收涩外敷，邪无出路，内陷厥阴血分。误以输液，激素助湿生痰，增加有形闭阻。

——当前湿热夹痰，阻滞厥阴经脉为主，所以突出表现为阴部红、肿、痛、痒剧，且长久不消。

（二）立法处方

1. *治则*　先以重点解决厥阴经脉血分之湿热阻滞，后再调理阳明气分湿热。先因势利导，邪从阴道而出；再观其脉症，再决定是否要外透其湿。

2. *治法*　利湿清热解毒，化痰散结通络。

3. *方药*

（1）内服汤药：龙胆泻肝汤参考五神汤加减。

龙胆草 10 g	栀 子 10 g	黄 芩 10 g	柴 胡 6 g
丹 参 15 g	泽 泻 10 g	车前子 10 g	木 通 6 g
当 归 10 g	苍 术 10 g	土茯苓 30 g	浙贝母 15 g
紫花地丁 15 g	牛 膝 15 g	草 薢 10 g	路路通 10 g
王不留行 10 g	漏 芦 10 g		

共 14 剂，水煎服，头煎 20 分钟，复煎 40 分钟，每日 1 剂。

（2）外用：苦参汤。

苦 参 10 g	蛇床子 10 g	白 芷 10 g	蒲公英 15 g
野菊花 10 g	苍 术 15 g	当 归 10 g	

共 7 剂，水煎外洗。

（三）疗效反馈

2 周后复诊。

病情进退：服药后发热消失，外阴肿消明显，行走后腹股沟仍痛；全身散发荨麻疹、瘙痒，腹部明显。

现症：外阴肿，皮肤增厚，稍影响行走；稍口干，大便不成形，易醒。

舌象：舌质暗，苔薄白。

脉象：弦缓，略滑，左尺稍沉。

诊断：肝经湿热夹痰，病势减，热退多，湿痰减较慢。

治法：守方兼以减轻清热，加强除湿散结。

方药：上方（龙胆泻肝汤加路路通、王不留行之类），龙胆草、黄芩减至 5 g。10 剂。头煎 20 分钟，复煎 40 分钟，每日 1 剂，每日 2 次，饭后温服。

半月后回复病愈。

说 明 与 发 挥

治疗皮肤病要注意让邪有出路，里邪理应外透，外透不得，则内陷入里；治疗要因势利导，湿在下焦则渗，湿在表则透。此类由气分陷入血分之疾病，往往在治疗过程中出现"倒带"的现象。

第二节　案例实训资料

案例一：哮喘

朱某，女，37 岁，2014 年 10 月 11 日初诊。

主诉：哮喘 20 余年。

自诉：哮喘，发则呼吸困难，流清涕；劳累后亦发；冬季哮喘情况较其他三季轻；子宫肌瘤病史（59 mm×35 mm）；痛经较之前明显；月经期间人觉乏力；腰痛，坐久或站久则明显。

现病史：20 年前因呼吸困难于医院检查诊断为过敏性哮喘，后予氨茶碱口服，症状有所缓解，后停服氨茶碱，发作甚则于医院点滴治疗；近 10 年改用硫酸沙丁胺醇气雾剂治疗。哮喘以劳累或闻及刺激性气味或受凉感冒后发作明显，发时主要症见呼吸困难，胸闷，心慌，手抖，喜凉喜风；全身汗出；咽喉痰阻感，较难咳出，偶可咳出白色稠痰夹有泡沫，素体易燥热，夜间较难暖，自觉背怯寒；哮喘以冬季较轻，夏季最显。现症见：近日因爬楼梯则觉憋气，胸闷，气短伴耸肩，遂吸服硫酸沙丁胺醇气雾剂后有所减；最近未感冒；腰部脊柱偏右酸痛，伴右下肢前后侧有牵拉痛，双下肢困重，以右下肢明显，坐久或站久后明显，活动后有所减；汗出以腰以上明显，汗出质清，稍活动或受热则汗出明显；无明显恶风怯寒；无口干口苦，平素饮水较少，喜饮凉饮；晨起咽喉有痰阻感，可咳出白色稠痰，夹少量泡沫，偶兼黄白痰，偶可咳出黄稠块痰，有秽臭气味；纳食可，平素喜食甜食及辛辣食物；寐可；近半个月面部瘙痒，色红，出疹，疹色常；右腰肋部隐痛，与劳累及情绪无关；大便偏干，排出不爽，日行 1～3 次或 2～3 日行一次大便；小便色偏黄，畅利，偶有小便不禁感或喷嚏后小便自行解出；素有痛经史，近 4 个月加重；月经量可，色正红，夹有少量血块，经期持续 6～7 天；月经前期乳胀；月经后无所苦；白带量可，色常，外阴无瘙痒。

既往史：子宫肌瘤。

个人史："小三阳"病史。

过敏史：青霉素过敏。

一般望诊：体形偏胖，面部颜色偏红。

一般闻诊：语声粗，口气重。

一般情况：身高（cm）：163　　体重（kg）：86　　血压（mmHg）：110/80

脉诊：脉略弦滑稍细，两寸不足，关前浮旺，左尺不足。

舌象：舌淡红稍暗稍胖，略有齿痕；苔淡黄，中部稍厚腻，稍有花剥。

西医诊断：哮喘。

中医诊断：哮喘。

证候结论：痰热夹湿，病在手少阳，手太阴牵涉足太阴。

治疗原则：清热化痰宣湿，宣畅气机。

方药：

郁　金 15 g	枇杷叶 10 g	通　草 6 g	陈　皮 10 g
茯　苓 15 g	炒枳壳 10 g	竹　茹 15 g	炒薏苡仁 20 g
桃　仁 10 g	射　干 10 g	杏　仁 15 g	胆南星 15 g
瓜蒌皮 15 g	炙麻黄 5 g		

14 剂，头煎 20 分钟，复煎 40 分钟，每日 1 剂，每日 2 次，饭后温服。

案例二：感冒后遗症（一）

胡某，男，33 岁，2014 年 5 月 9 日初诊。

自诉：2 个月前出现感冒发低热，恶寒，无咳嗽，有鼻塞，咽痛，白细胞高，点滴后热退，但仍觉四肢无力、酸、沉重，前额痛，头晕。

主诉：感冒后自觉四肢酸软沉重 2 月余。

现病史：2 个月前出现感冒发低热，恶寒，无咳嗽，有鼻塞，咽痛，点滴后热退，但仍觉四肢无力、酸、沉重，前额痛，头晕。

既往史：2009 年行上颌窦脓肿手术。

一般情况：身高（cm）：170　　体重（kg）：77　　血压（mmHg）：130/80

脉诊：弦滑，寸上旺。

舌象：舌质尖边稍青红，苔淡白薄粗紧。

查体：咽壁肿，较暗红，左扁桃体Ⅱ度肿大，右扁桃体Ⅰ度肿大。

西医诊断：感冒。

中医诊断：感冒后遗症。

证候结论：阳明湿热，以表为主，以上为主。

治疗原则：化湿透热，疏风利咽。

方药：甘露消毒丹加减。

白豆蔻 6 g ^{后下，煎开 5 分钟}　藿　香 10 g ^{后下，煎开 5 分钟}　　茵　陈 15 g

滑　石 10 g ^{纱布包煎}　　木　通 5 g　　石菖蒲 10 g　　黄　芩 6 g

连　翘 10 g　　浙贝母 10 g ^{打碎}　射　干 6 g　　薄　荷 6g ^{后下，煎开 5 分钟}

7 剂，头煎 20 分钟，复煎 40 分钟，每日 1 剂，每日 2 次，饭后温服。

案例三：头痛

赖某，女，61 岁，2014 年 10 月 28 日初诊。

自诉：右侧头痛；慢性咽炎，咽喉堵塞感；变天右肩酸痛。

主诉：反复发作右侧头痛 3 年余，加重半月余。

现病史：3 年前无明显诱因下发作头痛，近半月发作频繁，偏右侧太阳穴，阵发性疼痛，跳痛，持续几分钟后自行缓解，疼痛时不欲言语，无堵塞感，无局部发热感，无针扎感，无头晕，不重；3 年前头痛发作时怕风明显，现头怕风不明显；慢性咽炎 7～8 年，咽喉有痰黏感，略堵，略干，痰易出，量一般，呈黄白色，咽不痛，不痒；近半月右肩酸痛，与天气变化有关；夜醒口咽干，口苦，不欲饮；食欲可，量一般；睡眠梦多，寐浅，醒后难入睡，头疼则入睡较难；夜尿 3 次左右；大便日 2～3 次，成形，色黄，便后不尽感，偶有便前腹痛，无肛门灼热感；小便色淡黄。

既往史：有高血压病史，每日半片安内真；有慢性咽炎病史 7～8 年。

生活史：略操劳。

家族史：无。

望诊：体偏瘦。

闻诊：话偏多，语声有力。

舌象：舌质淡红略青，苔淡灰黄，边有齿痕。

脉象：弦偏缓，两关偏旺；右寸沉，右关后细。

查体：咽壁略红稍肿。

诊断：素体内有痰热，复因外受风湿，目前以风湿痰火内外相搏于上，少阳经脉为主。

治法：宣透消散为主。

方药：夏枯温胆汤加海风藤、赤芍、蔓荆子、苦丁茶。服用 7 剂。

案例四：失眠（一）

陈某，男，63 岁，2014 年 11 月 12 日初诊。

自诉：今年 5 月下旬开始出现失眠。

主诉：反复发作失眠 1 年余，加重 1 个月。

现病史：2013 年 10 月突发失眠，经在省中医院治疗后（黄连温胆汤加减），失眠好转。今年 5 月因父亲生病从上海回到南昌后出现失眠，开始是自觉眼皮酸，后面就出现难以入睡，白天坐着犯困、欲睡，而躺倒床上后又不能入睡。自述虽因父亲生病，家事操劳略多，但情绪尚可，并未过多担心。在中医院治疗（具体中药处方不详，用过乌灵胶囊、安眠胶囊）后，效果不佳，在某医生那就诊三次，第一次和第二次效果还行，遂停用安定，第三次（知柏地黄丸、四逆散）后效果又不佳，自觉失眠又如初诊情况。刻下：坐着的时候易犯困、欲睡，而躺倒床上却难以入睡，脑子是迷迷糊糊状态，偶能浅睡一下，却易醒、梦多，若深入睡后则无梦。既往有口干，现不干。无口苦。喝水后则胸前、双手易汗出。偶有胸闷，自诉与天气变化有关，无短气。没睡好觉时，两侧太阳穴略紧，休息 1 小时左右后缓解。

既往史：胃病 30 余年，近 10 年未发，既往发得频繁，主要表现是胃脘疼痛、嗳气。去年检查有早搏。有高血压病史，每日半片安内真。有慢性咽炎病史 10 余年，主要表现为口干，无咽中异物感。平素喜叹息。

生活史：近日略操劳。

家族史：无。

望诊：双手汗出多。

闻诊：无。

舌象：舌质淡红，苔淡白。

脉象：弦、缓、寸沉。

理化检测：心电图示早搏。

查体：心率 55 次 / 分。

诊断：痰湿郁热，兼血亏气郁化热，少阳牵涉厥阴。

治法：宣透为主。

方药：宣痹温胆合酸枣仁汤加牡丹皮、合欢皮、夜交藤、川牛膝。

案例五：右侧大腿疼痛

【初诊】李某，男，50 岁，2013 年 4 月 9 日初诊。

医生：看什么情况？

患者：腿痛。右侧大腿后外侧痛。

医生：多久了？

患者：几个月了。不能挑担。

医生：以前也会脚痛？

患者：嗯。

医生：以前就是担多了东西脚就会痛，是不？

患者：嗯……

医生：头不痛？

患者：不痛。

医生：（脚）痛不？

患者：以前不痛，流人嘎里（酸楚感）。

医生：担肩多、用力多了右脚会酸，现在就是有点痛，就是这个情况吗？

患者：以前抬不起腰，弯久了抬不起来。

医生：弯久了抬不起来，这个有多久呢？

患者：有几年了。

医生：几年了？

患者：嗯……

医生：4～5年？

患者：至少有。

医生：有10年不？

患者：呵呵呵……

医生：有七八年？

患者：嗯嗯。

医生：你现在多少岁？

患者：50多岁了。

医生：等于你40多岁就有腰痛了，就是直不起来，会痛不？

患者：不太痛。

医生：痛不太痛，腰部拍个片子不？

患者：这是颈部的（片子）。

医生：项部有什么不舒服？

患者：好酸，还有的时间会痛。

医生：和天气有什么关系不？

患者：没有什么关系。

医生：吃饭睡觉还好不？

患者：有的时候吃得很少。

医生：有胃病啊。胃病发起来有什么难过不？

患者：痛。

医生：痛。胀不？

患者：胀。

医生：痛得厉害还是胀得厉害？

患者：一般都是胀人嘎里，打嗝。

医生：做胃镜了不？

患者：没做。

医生：吃了什么药啊？

患者：以前吃过斯达舒，就吃过一次，有点好，后面吃就没什么效果了。

医生：没什么效果后，怎么治过了？

患者：就到这来治了。

医生：舌质淡红，苔白略厚。

医生：人容易疲劳不？

患者：容易疲劳。

医生：什么叫容易疲劳？想过不？

患者：就是做多了事觉得疲劳。

医生：会比别人更容易累啊？会觉得体力吃不消不？

患者：就是痛的时候会，不痛的时候还可以。

医生：人怕冷不？

患者：怕冷。

医生：不怕热？

患者：还好。

医生：脉略弦缓。

医生：我看是颈肌、腰肌、大腿肌劳损。为什么会劳损？一是体力活干得比较多，二是有湿，湿的依据舌苔白，面色稍黄，肝脾为主。

医生：会拉肚子不？

患者：不会，一天就一次。

医生：大便会结不？

患者：不会（妻子补充就是大便的时间好长），有痔疮，还有前列腺炎。

医生：小便有什么不舒服吗？

患者：急急胀胀。

医生：湿中有热。

患者：性功能差了点。

医生：差了有多少年？

患者：有四五年。

医生：当归芍药散合四妙散。变天有什么反应不？

患者：脚有点酸。

医生：加独活、桑寄生。

医生：当归15 g，白芍10 g，川芎10 g，茯苓15 g，苍术10 g，泽泻10 g，黄柏10 g，川牛膝15 g，薏苡仁20 g，独活10 g，桑寄生15 g。20剂。

医生：不能淋雨受湿，晚上睡觉用热水敷下，热水敷下会舒服点不？

患者：稍微有点好，有什么忌口不？

医生：没什么忌口，关键是做事时中间歇下。

案例六：咳嗽（一）

骆某，女，4 岁 5 个月，2014 年 6 月 3 日初诊。

主诉：咳嗽 1 月余。

代诉：咳嗽 1 月余，以下半夜为主，咳半小时以上，干咳痰少，咳嗽时伴有腹痛，鼻塞，一般流清涕后开始咳嗽，若晚上没有咳嗽，晨起就会咳嗽，白天一般不咳，使用过抗病毒口服液、消炎一类药物，饮食偏少，素大便干，日一行，如羊屎状，有过支原体感染，咳嗽一般无发热。

现病史：咳嗽时无咽痛，咽痒；咳声紧，略有痰声，每次咳一般为一两声，睡觉好。

一般情况：身高（cm）：108　　　体重（kg）：16

脉诊：略紧，右寸稍滑。

舌象：舌质淡红，红点稍显，苔淡白。

查体：咽壁淡红，扁桃体Ⅰ度肿大。

西医诊断：咳嗽。

中医诊断：咳嗽。

证候结论：寒风夹痰，兼有滞热。

治疗原则：疏散风寒，化痰清热。

方药：小儿杏苏散。

炒杏仁 6 g　　　紫苏叶 6 g ^{（后下，煎开 5 分钟）}　　　陈　皮 6 g　　炒枳壳 6 g
桔　梗 6 g　　　浙贝母 6 g　　　连　翘 6 g　　炙麻黄 3 g^{（另包）}　甘　草 3 g

7 剂，头煎 20 分钟，复煎 40 分钟，每日 1 剂，每日 2 次，饭后温服。

案例七：目刺、胀痛

刘某，男，13 岁，2014 年 7 月 4 日初诊。

主诉：时眼睛刺、胀痛 2 年余。

现病史：8～9 年前摔伤后，出现鼻出血。4～5 年前出现额头痛，伴有鼻塞，无鼻涕，诊断为鼻炎，经中成药和喷药后症状逐渐消失。2 年前出现眼睛刺痛、胀痛，痛时烦躁，偶伴太阳穴痛，感冒的时候或阴天时加重，脑电图、血化验正常，CT 示"鼻梁骨歪斜，鼻咽真质体肥厚"，诊断为倒睫，建议戴鼻套，隆鼻治疗。去年发现两耳听力差，可听见声音，但是听不清字，左耳尤甚，耳鸣，耳膜检查正常，服中成药后症状减轻。去年发现手脚皮肤干燥，脱屑，温度比正常体温高些，触之稍热；近几天感冒。

刻下：眼睛刺痛、胀痛，痛时烦躁，偶伴太阳穴痛，感冒的时候或阴天时加重，精神差，疲劳；睡时交替性鼻塞，喜趴、侧睡，坐起休息后缓解；偶鼻出血；两耳听力差，可听见声音，但是听不清字，左耳尤甚；晨起有痰，咽喉无不适；手脚皮肤干燥，脱屑，温度比正常体温高些，触之稍热；喜瘦肉，不喜肥肉、青菜、牛肉；大便时干结；尿时痛，量少；易发脾气。

舌象：舌质淡红，苔白，中稍厚。

脉象：脉弦滑，两关旺，两寸细。

查体：咽壁略红肿，以肿为主，肿中稍红。

听诊：声小，不清，略粗。

既往史：摔伤史8～9年，鼻炎史4～5年。

辅助检查：脑电图、磁共振、血液检查正常；CT示"鼻梁骨歪斜，鼻咽真质体肥厚"；耳膜检查正常。

诊断：风引痰热，阻滞少阳、阳明经窍，病在半表。

治法：疏风通窍化痰清热。

方药：柴葛温胆汤。

柴 胡 7 g	黄 芩 5 g	刺蒺藜 7 g	葛 根 10 g
夏枯草 5 g	苍耳子 5 g	胆南星 7 g	陈 皮 7 g
竹 茹 10 g	枳 壳 5 g	茯 苓 7 g	炙甘草 4 g

14剂。

按语：患者头痛是主要的，那么是什么痹阻的呢？是阴邪，我倾向于风痰热。为什么说湿的症状不是太突出呢？它是感冒就有，不感冒就没什么，就是忽作忽止的现象比较突出，湿的特点是缠绵不已，主诉应该是头昏沉、长期精神不好，他这个忽作忽止是外风的刺激，而本身里头是有痰热，一刺激就骨筋疼烦，骨节疼热，眼睛会发胀，耳朵会响，发作性比较强，所以考虑的是痰热。这个病位是先发于阳明慢慢涉及少阳，从鼻子开始，这个鼻子摔过，容易感冒可能有个诱发的作用，后面还有个反复发作的过程，那么就会慢慢残留痰热停滞在那里，平常就会有一点点痛在那里，一感冒就加重。还有支持痰的依据是脉弦滑，患者脉象滑得不多，两关旺，两寸细，但并不沉，细是阻滞，旺有热，所以发一阵脾气后就会好一点。

复诊：眼睛刺痛减轻；耳鸣止，耳痛仍有；感冒时晨起痰多，现无；手掌皮脱屑减轻；近来头昏略频繁；精神较前好；舌质略红，苔淡黄中略厚腻，脉弦滑，关旺。

诊断：（风引痰热，阻滞少阳、阳明经窍，病在半表）病势渐退，守方再进。

方药：柴葛温胆汤，宣不要太重。

柴 胡 5 g	黄 芩 7 g	刺蒺藜 7 g	葛 根 10 g
夏枯草 5 g	苍耳子 5 g	胆南星 7 g	陈 皮 7 g
竹 茹 10 g	枳 壳 5 g	茯 苓 7 g	炙甘草 4 g

14剂。

按语：鼻窦炎引起鼓膜振动障碍，影响外耳道，所以治疗要跟着鼻子走，鼻子好了，这些症状就会好。

案例八：感冒后遗症（二）

罗某，男，2013年3月5日初诊。

自诉：感冒，怕冷、发热、便秘。

主诉：恶寒、发热，伴心烦反复发作2月余。

现病史：患者于2个月前吹风淋雨后出现恶寒发热、鼻塞流涕，就诊于当地卫生所，发热不高，体温低于38℃，吃药、打针后发热减。患者当时正服用补药，发热后停服补药，但恶寒一直未愈。农历十二月二十七日再次淋雨，恶寒加重，发热，头昏，并出现心烦、身酸痛，就诊于某医院呼吸科，检查胸片、血常规均正常，体温 37.1℃，治疗不详。后就诊于伍老处，服用甘露消毒丹加荆芥、防风，发热、头昏减轻。刻下：恶寒，睡觉起来时明显，无发热，不易出汗，身体酸痛，小腿酸痛明显，易疲劳，头略昏，无鼻塞流涕，口苦，口不干，咽喉不适，略痒，无作呕，心烦，食欲下降，腹稍胀，大便难解，有时先硬后软，总体硬偏多，既往大便不成条；小便偏黄；睡眠不佳，服用氯氮平才能入睡，醒得较早，睡眠时无汗出。

既往史：精神分裂症，服用氯氮平。

舌诊：舌质淡红，苔白厚满布。

脉诊：脉弦稍急，左寸偏沉，右寸稍浮。

望诊：扁桃体两侧稍暗红。

闻诊：语声正常。

诊断：感冒后遗症，风湿与痰火相合，阳明少阳为主。

方药：柴胡温胆汤，参考甘露消毒丹。

柴　胡 15 g	黄　芩 10 g	半　夏 10 g	竹　茹 15 g
枳　壳 10 g	陈　皮 10 g	大腹皮 10 g	茵　陈 15 g
藿　香 10 g	白豆蔻 6 g	连　翘 10 g	

5 剂，每日 1 剂，水煎 30 分钟，分 2 次服。

按语：外感初起时风寒湿，怕冷、低热，之后风寒渐退，吃了伍老的甘露消毒丹加荆芥、防风后，热退，吃饭好一些，风寒湿都有点退，但都没有退干净。风湿未尽，湿为主，湿中郁热，阳明少阳，与原来少阳气机不条畅有关。初起肯定是阳明，很快就和少阳相兼，所以要舒气化湿，芳香化湿还是可以用的，但应配合他本身体质要舒气透湿；舌苔白，湿为主，芳香化湿加舒气透湿，柴胡温胆汤参考甘露消毒丹。甘露消毒丹里芳香可以用，但舒气不够；湿与痰合，高热、全身疲倦不厉害，但是心烦，这是痰郁火。

案例九：胁痛

陈某，中年男性，2013 年 4 月 16 日初诊。

主诉：左胁腹部走窜性胀痛伴大便欠畅 1 年余。

现病史：患者 1 年前因左胁腹部有异物感可触及，大便秘结，遂去医院检查，医院诊断有疝气后行手术治疗，术后左胁腹部出现走窜性胀痛，胸部痞满，自觉有气冲胸；大便欠畅，2～3 日一行，大便先硬后软，偶有黏液，便前有腹痛；目赤，视力减退，畏光；咽、唇中有灼热感；口苦明显，饮水较多；下午 3 点左右出现面部潮热，伴大量汗出。后在广州中医药大学第一附属医院就诊，服用半夏泻心汤后，大便稀溏，排稀便后觉全身舒适，但行小便时觉尿道痒并伴有灼热感，2 个月后因食用冰冻鱿鱼后症状出现反复。患者 2 年前服用平胃散后自觉舌苔黄厚减轻，腹部胀痛好转；服用龙胆泻肝汤症状未见明显改善；大前天服用其他医生开的玉女煎后口中黏液多，大便较前通畅，1～2 日一行，停药后症状如初；平素喜叹气，易感冒，感冒症见头痛，偶有怯寒。

刻下：大便秘结，下午 3 点左右面部潮热伴汗出，目赤，怕光，胁腹部走窜性胀痛，以左侧明显，口苦，咽、唇有烧灼感，食欲可，行小便时觉尿道痒并伴有灼热感，夜寐较差，易醒，醒后复睡难。舌质略青红，苔白，粗紧满布；脉中取略弦。

既往史：先后3次因疝气行手术治疗；8年前因胆囊炎化脓后出现左腹痛伴发热后行胆囊切除；有慢性浅表性胃炎病史。

个人生活史：平素喜饮啤酒。

望形体：面色偏红。

证候结论：素体湿热盛，湿热郁结，热邪偏重，肝郁气滞，厥阴兼阳明，气分为主，涉及血分。

方药：大柴胡汤参考龙胆泻肝汤。

柴　胡 15 g	黄　芩 10 g	半　夏 10 g	白　芍 10 g
枳　实 10 g	龙　胆 5 g	木　通 3 g	车前子 10 g
泽　泻 10 g	牡丹皮 10 g	厚　朴 10 g	虎　杖 15 g
甘　草 5 g			

7剂，每日1剂，水煎30分钟，分2次服。

案例十：咳嗽（二）

贾某，青年女性，2016年6月12日初诊。

主诉：感冒咳嗽反复发作3年余，再发2月。

现病史：患者近3年来稍吹风或变天时即易感冒、咳嗽，以春夏两季为多，反复发作；近2月感冒再发咳嗽、鼻塞，行肺部X线检查未见异常，自行服用"999感冒灵、咳特灵"等药症状消失，但过后又发作。

刻下症：咳嗽，咳痰色黄，鼻塞，喷嚏，偶流黄涕；咽微痒，无咽痛等咽喉不适，无气上冲感；恶风，稍吹风即咳嗽，且身觉酸痛；无头晕、头痛；觉气憋，但无胸闷；平素易上火发口腔溃疡，目眵多，口干、鼻干等；身痒，皮肤有红疹；自觉颈部酸凉，低头则明显（与颈椎病有关）；手麻，手指痛以夜间明显，白天未作；常腰膝关节酸痛，与天气变化无关；食欲食量可，无胃部不适；小便黄；大便干，常需自行服用麻油润肠方可缓解。

舌象：舌淡红稍暗苔薄白，咽后壁淡红。

脉象：脉稍浮滑，左脉细，左关尺沉。

既往史：颈椎病病史；哮喘病史。

诊断：风郁湿热夹痰，病位太阴兼阳明。

方药：

麻　黄 6 g	连　翘 10 g	赤小豆 15 g	杏　仁 10 g
甘　草 3 g	桔　梗 10 g	茵　陈 15 g	薄　荷 5 g
白豆蔻 5 g	薏苡仁 15 g	浙贝母 10 g	黄　芩 5 g

10剂，每日1剂，水煎30分钟，分2次服。

案例十一：失眠（二）

谭某，女，21 岁，学生，2014 年 4 月 26 日初诊。

主诉：失眠反复发作 2 年，加重 1 月余。

现病史：失眠反复发作 2 年，无明显原因加重 1 月余。现症：易入睡，初起睡眠可，后逐渐睡眠变浅，梦多，易惊醒，次日疲倦思睡。形体胖，语声有力。

既往史：平素挑食，荤素搭配，饮食清淡，食量一般，食后易脘腹胀痛，胀多痛少，嗳气；胸闷；睡眠不佳时易引发两颞头痛，左甚；大便时有便秘，受凉后易腹泻；既怕冷又怕热；冬季易手足冰凉；夏季易胸闷汗出；月经量多，色深，有血块，经前乳房胀、腰酸、疲倦、面部长较小痤疮、脾气急躁易怒，经期小腹痛，痛甚伴冷汗出；曾行阑尾手术。

舌象：舌质淡红稍暗，两边有瘀点，苔薄白。

脉象：脉沉细涩，左显。

诊断：少阳痰热气滞，厥阴血亏夹瘀。

方药：

| 柴　胡 15 g | 黄　芩 10 g | 半　夏 10 g | 陈　皮 10 g |
| 竹　茹 15 g | 枳　壳 10 g | 五灵脂 10 g ^{（包煎）} | 蒲黄炭 5 g ^{（包煎）} |

6 剂，每日 1 剂，水煎 40 分钟，分 2 次温服。

案例十二：过敏性鼻炎

李某，中年女性。

主诉：反复鼻塞流涕 4 年余。

现病史：患者 4 年前月经期间游泳后受凉，出现鼻塞、流鼻涕、打喷嚏等症状，无明显咳嗽，西医诊断为过敏性鼻炎。现患者常于夏秋季节发病，冬天缓解，吹风或闻灰尘后鼻塞、鼻痒加重伴打喷嚏，流清水样鼻涕，量中等。卧位时胸闷，无鼻干鼻痛。曾予小柴胡汤加减治疗后效果不明显。患者口干明显，夜间常渴醒饮水。

既往史：有慢性咽炎病史 10 余年，常觉嗓子里有痰，梗阻感，久用嗓后觉干痒疼痛。眼球常有血丝，稍充血，眼睑充血不明显。眼屎不多，易迎风流泪。咽痒咽痛，干涩时明显，稍润则舒。

既往月经量一般，前次就诊正值行经期第 2 天，量可，色暗红，有血块，经前经期无所苦。

家族史：无特殊。

个人史：担任英语教师多年。

望诊：咽壁稍肿略红。

闻诊：声音嘶哑，时有吸鼻声。

舌象：淡红稍滞，红点稍显；苔薄白干净。

脉象：略细弦；右寸微浮；左关稍旺。

诊断：风湿郁热，阳明为主，牵涉少阳。

治法：祛风除湿，清利阳明。

方药：甘露消毒合宣痹汤加减。

防　风 10 g	郁　金 10 g	枇杷叶 10 g	藿　香 10 g
通　草 5 g	射　干 5 g	黄　芩 10 g	连　翘 10 g
当　归 10 g			

10 剂，每日 1 剂，水煎 30 分钟，分 2 次服。

回访：服上方后患者打喷嚏、流鼻涕较前明显减少，鼻塞明显减轻。鼻中酸涩、见风易打喷嚏较前明显减轻，吸鼻较前减轻。眼睛充血已不明显，仍稍干，较前减轻。咽喉痒、梗塞感较前减轻，咽干仍较明显。食欲可，饭量一般，睡眠尚可。

案例十三：更年期诸症

李某，女，63 岁。

自诉：潮热汗出，夜间已不出汗。

主诉：潮热汗出 6 年。

现病史：患者已服 14 剂药（四妙散＋二陈汤＋龙骨＋牡蛎），舌苔仍黄，夜间已无潮热盗汗，胃反酸（1 周发作 1 次）及食管到心窝处热辣感次数较前减少，大便已成形，白天动则出汗，但汗出程度和次数减少，做饭后头、背、腿通身汗出；晚上有痰，咽痒咳痰，纳可，容易发脾气，喜热饮，喜凉饮，不能多喝，多喝则反酸，体胖；眼睛干涩，稍有疼痛；夜间口苦，嘴唇干减少，口干无咽干；腰酸腿疼，有时需停歇片刻才能站起；手指枯燥、痒较前减轻；无心慌心悸，睡眠早醒，醒后 1 小时后才能入睡。

既往史：高血压、糖尿病。

生活史：近日略操劳。

家族史：无特殊。

望诊：双手指甲枯燥。

舌象：舌质稍暗，苔黄偏厚。

脉象：弦略弹指见减，左尺微沉，右寸关旺。

诊断：肝肾阴血不足，阳气易浮动，脾胃湿热夹痰。

治法：清热除湿，滋阴潜阳。

方药：加味二妙散＋金水六君煎＋当归改丹参＋龟甲、龙骨、牡蛎。

苍　术 10 g	黄　柏 6 g	川牛膝 15 g	薏苡仁 20 g
茯　苓 15 g	陈　皮 15 g	半　夏 15 g	丹　参 15 g
熟地黄 15 g ^{（另包，若反酸甚或者腹胀则去掉）}		龟　甲 15 g ^{（先煎 1 小时）}	龙　骨 15 g ^{（先煎 1 小时）}
牡　蛎 15 g ^{（先煎 1 小时）}			

14 剂，每日 1 剂，水煎 40 分钟，分 2 次服。

案例十四：喉痹

李某，男，40 岁，2015 年 8 月 10 日初诊。

患者自诉：喉咙 4 个来月发烧、喉咙灼烧感，伴颈部两边筋不适。

主诉：咽部不适 10 余年，加重伴烧灼不适 4 个月。

现病史：10 余年前无明显诱因出现喉紧、咽中痰阻感，喜咯，咯出少量白痰，偶色黄，咽不痛，无烧灼感，未处理。4 个月前无明显诱因出现咽中不适加重，以咽中烧灼、疼痛为主。1 个半月前于某医院喉镜检查示声带肥厚，后于另外一家医院服用金嗓开音丸 1 周，初有效，后效不显；亦自服金银花泡水，效不显。现咽中烧灼不适、略肿、微痛，咽中略紧、干时甚，伴颈部两侧不适，口干，欲饮凉，但饮不多，常欲少饮润咽；晨起刷牙时常干呕；精神较疲软；纳食尚可；寐安；二便尚可。

既往史：既往体尚健。

其他：平素以素食为主，无吸烟、喝酒等不良嗜好。

望诊：形体壮实，面色黝黑。

舌诊：舌质偏暗，苔白。

脉诊：左细略缓滑，右略弦。

专科检查：咽壁偏暗红，少量滤泡、血丝。

证候诊断：① 病因：湿、热。② 病机：痰火阻结少阳咽喉。③ 病所：少阳三焦，上焦为主。④ 综合结论：原有上焦湿热，痰火阻结咽喉。

病名诊断：喉痹。

治疗原则：祛邪为主。

治疗方法：清热消痰散结。

方药：上焦宣痹汤合温胆汤，半夏改浙贝母，加猫爪草 15 g、僵蚕 9 g、射干 9 g、夏枯草 12 g。

案例十五：汗证

季某，女，中老年人，2014 年 12 月 9 日初诊。

主诉：冷热不调，汗多恶风 4 年余。

现病史：恶风寒，吹风则身冷痛、后背凉、腿麻热胀，避风则舒；受凉则咳嗽，有痰难咯；少衣被则易受凉，觉前胸冰凉难忍，多衣被又觉颈周烘热，热气上冲则头晕胀、眼胀、颈两侧筋疼痛；侧躺则下侧鼻塞，自觉有风灌入耳，呼呼作响；遇湿身则上易汗出；汗能下达，但汗出彻衣。吹风则头脖、胸胃部不适；自觉胳膊有风窜动，肿胀感；头顶怕风，伴眼胀、有冰凉感，得温暖则舒。白天诸症稍减，晚上平躺则加重，对冷热感觉差别大；身不适与天气变化有关；冬天加重，服药后夏天不适感减轻；食欲可，饭量一般，易饥；多食则胃胀，大便不成形；睡眠差，时觉寒时觉热，辗转反侧难以入眠；自觉手指能触风，热气上冲时胳膊疼痛；痛处不固定，痛可自消；小便次数多，量多，夜尿多；大便成形，易解。

既往史：慢性支气管炎；弥漫性胃炎；慢性结肠炎；白内障。

望诊：面色蜡黄，形体偏瘦。

舌诊：舌淡红，苔淡白略粗。

脉诊：脉细弱偏沉，右寸关略浮滑，左尺沉弱。

病因病机：久病卫营血气皆虚，湿气滞表，风气时袭。

病位：肝脾为主。

治法：扶正以御邪，充里以固表，兼行湿祛风。

方药：薯蓣丸加减。加何首乌、陈皮、川芎、柴胡、枳壳、砂仁、五味子。10 剂。

案例十六：产后头痛

王某，女，32 岁，2014 年 9 月 29 日初诊。

主诉：头顶冒凉气，头痛间断发作 2 年，再发 3 天。

现病史：患者于 2012 年 3 月顺产，产后易受凉，受凉则出现头顶冒凉气，伴有头痛，以颠顶明显，喜温喜按，继而背寒如掌大，两膝盖冰凉，遇冷水则手指关节、指尖抽搐疼痛，夜间睡觉必须开电热毯方可入睡；无明显发热、汗出、咳嗽等情况；平素一直怕冷，无口干、口苦等；近 3 天有受凉史，出现怕冷、鼻流清涕，无鼻塞，晨起明显，有头痛、头顶冒凉气感，无发热、咳嗽、咽痛等不适；LMP 9 月 20 日，量偏少，色暗红，有小血块，经期稍有腹痛、腰酸；白带尚可，偶有清稀水样分泌物排出。刻下：头顶冒凉气感明显，喜温喜按，头痛，以颠顶明显，余无明显不适。饮食尚可，晚餐多食则易胃胀；睡眠可，偶有梦；大便每日一行，成形，时干时稀，以稀多见；小便色清，夜尿 2～3 次。

望诊：头顶戴帽，衣穿较多；面色淡黄少华。

闻诊：语声清晰明快。

舌诊：舌质青紫，苔薄白。

脉诊：脉细弦，尺脉沉。

分析：此人诸症皆在产后出现，结合产后多虚多瘀的体质，在根据症状如易受凉、受凉则头顶冒凉气、颠顶头痛、喜温喜按、舌质青紫、脉细弦等症辨为产后肝血亏虚易受寒湿，内有瘀血停滞；根据小便色清，夜尿 2～3 次，尺脉沉考虑肾气不足，气化不利。

病因：寒、湿、瘀。

病机：肝血虚，外有寒湿，内有瘀血停滞，兼有肾气虚气化不利。

病位：厥阴肝经，少阴肾经。

方药：吴茱萸汤合当归四逆汤加减。

吴茱萸 8 g	生 姜 15 g	党 参 10 g	大 枣 10 g
当 归 15 g	桂 枝 15 g	白 芍 10 g	细 辛 3 g
通 草 10 g	茯 苓 15 g	白 术 10 g	炙甘草 6 g

5 剂，每日 1 剂，水煎 40 分钟，分 2 次服。

案例十七：失眠（三）

赵某，女，45 岁。

主诉：失眠反复发作 2 年。

现病史：失眠反复发作 2 年，入睡困难，胃脘部不适及情志不佳则发，眠浅，伴烦躁；用眼过度则视物有黑点；胸闷喜叹息，精神欠佳，易疲倦；情绪不佳，急躁易怒；吸烟史 20 年，近期戒烟，时有喉间窒息感；便意频，欠畅，稍食不甚易腹泻；小便日间便意频，尿量可；胃脘部时作灼热感 2 年，食欲可，泛酸，食不消化食物胃脘部呈堵塞感，无胃痛胃胀；无口干、口苦，素喜温饮，饮水量多；咽喉部易发溃疡，痰多，喉中有痰阻感，晨起刷牙时有咳嗽欲呕；素易受风寒。

生活史：20 年吸烟史，每日 1～2 包，现戒烟 1 个月；工作压力大。

望诊：咽底略充血、稍暗红，分泌物多。

舌象：舌质淡红，苔薄白。

脉象：脉弦，两寸不足，左稍沉细，右尺反旺。

诊断：痰湿郁热，兼血亏气郁化热，少阳牵涉厥阴、阳明。

治法：先宣透为主，补气以行气行血，继之补血。

方药：宣痹温胆合四逆散加黄芪、牡丹皮、连翘。

案例十八：咳嗽（三）

钟某，女，79 岁，南昌人。

自诉：去年 5 月至今，右臀部日夜发热，影响睡觉，头顶痛，尿少，每年都咳。

主诉：咳嗽反复发作 15 年余，右臀、胯部发热 1 年。

现病史：15 年前开始每年咳嗽，受凉则咳嗽、咳痰，时常需住院治疗，平素易感冒，感冒则咳嗽，痰少，胸闷，不发热。亦曾针灸治疗，诸症仍时好时差。1 年半前出现背上蚁行感，约半年后消失。近 1 年来咳嗽、咳痰等较前有缓解。1 年前无明显原因渐作右臀、胯部发热，局部日夜发热，影响睡眠。现症：咳嗽，咳黄浓痰，痰少不易出，胸闷不喘；右臀部日夜发热，局部皮肤发红、恶热，夜间 12 点后发热甚，甚或抽筋，影响睡眠；汗少，仅偶有微汗出；上半身怕冷，下半身怕热，喜凉；眠差；头顶痛；口干，欲饮冷水；食欲、食量下降，腹不胀；尿少，色黑或褐？尿时无不适，夜尿 1 次、量少，大便如常。

既往史：慢性支气管炎病史数年；曾患肺结核，现已治愈；肺气肿病史；平素易感冒。

生活史：多荤食；夜眠常卧于地。

家族史：不详。

闻诊：咳嗽，有痰声，声稍紧，咳嗽时音响一般，咳嗽不甚急促。

舌象：舌质暗，苔白粗厚浮黄。

脉象：右脉浮弦，左脉略弦细。

理化检测：心脏正常；双骶髂关节未见骨质破坏，右骶髂关节退行性病变。

查体：（切诊）右臀、胯部有烧灼感，稍稍有点差别，一点点。

证候结论：素体肺有痰湿，寒风外闭，郁热扰于肝经。

治法：宣肺泄肝，清热化痰除湿，佐以散寒。

方药：

麻　黄 10 g$^{(另包)}$	杏　仁 15 g	桔　梗 10 g	薏苡仁 20 g
甘　草 9 g	黄　芩 10 g	半　夏 10 g	龙　胆 5 g
车前子 10 g	泽　泻 10 g	川牛膝 15 g	瓜蒌皮 15 g

3 剂，每日 1 剂，水煎 30 分钟，分 2 次服。

案例十九：便秘

付某，女，83 岁，2016 年 6 月 14 日复诊。

现病史：服上药（丹参 15 g，赤芍 10 g，川牛膝 15 g，紫花地丁 10 g，车前子 10 g，土茯苓 20 g，红花 6 g，大血藤 15 g，泽兰 15 g，赤小豆 20 g，连翘 10 g，金银花 15 g。共 14 剂）后右腿肿明显消了一些，但大便不畅，要靠番泻叶才能解，两三天一次且大便量少，大便秘结、硬，服番泻叶不难受；失眠 2 月余，每夜易醒，醒后难以再次入睡，一般两三点醒，醒后需起床活动后才能再次入睡。现症：双腿无力，大便不畅，要靠番泻叶才能下，两三天一行，大便秘结、硬，大便难解时小便急；失眠 2 月余，每夜易醒，醒后难以再次入睡，一般两三点醒，醒后需起床活动后才能再次入睡。腰无不适。手偏热，人稍怯寒。胃口尚可。

舌象：舌青紫，苔白唾液多。

脉象：脉弦涩乍数，左寸旺，右弦弹指，寸迟旺，关偏沉。

诊断：湿热瘀阻，在血分为主兼有阴虚，血亏。

治法：清热利湿兼活血润肠。

方药：守上方去车前子、紫花地丁，加玄参 15 g、当归 10 g、枳壳 10 g。14 剂。

案例二十：腹痛

李某，女，7 岁，2016 年 1 月 26 日初诊。

主诉：腹痛近 3 年。

自诉：心下脐上按压稍痛 3 年，时在北京就诊，检查无异常，服药后心下痛可缓解；口气重、偏臭，平素喜多饮饮料；素来食欲、食量尚可，食多稍有腹痛；大便 2 日一解，大便不干，前段稍干后段偏软，大便颜色前半段偏黄褐，后半段不深，解之不费力，今日肛门擦之出血；既往每年发热 1~2 次，扁桃体发炎 3~5 次。

现病史：3 年前无明显诱因出现心下至脐上按压稍痛，时在北京就诊，检查无异常，服药后心下痛可缓解；口气重、偏臭，平素喜多饮饮料；素来食欲、食量尚可，食多稍有腹痛，吞咽无不适；大便 2 日一解，大便不干，前段稍干后段偏软，大便颜色前半段偏黄褐，后半段不深，解之不费力，今日肛门擦之出血；平素无咳嗽；无夜寐磨牙。

望诊：形体偏瘦，脸色稍淡，神静少言。

脉诊：脉略弦，左脉欠活，右脉关稍旺。

舌象：舌质淡红，舌尖略有红点，苔薄白干净。

查体：两侧扁桃体Ⅰ度肿大，不红。

西医诊断：腹痛待查。

中医诊断：腹痛。

证候结论：肝脾营血偏弱，肝胃不和，肝气不疏，气滞郁热。

方药：叶氏逍遥散参考化肝煎。

| 柴 胡 6 g | 岷当归 7 g | 炒白芍 8 g | 醋香附 6 g |
| 炒枳壳 5 g | 陈 皮 6 g | 牡丹皮 6 g | 炙甘草 4 g |

14 剂，每日 1 剂，头煎 20 分钟，复煎 40 分钟，每日 2 次，饭后温服。

护理宜忌：保暖；温食。

诊后观察：腹痛好转否？观察大便情况？

案例二十一：纳差

温某，男，5 岁。

母亲代诉：食欲不佳，大便干燥，容易感冒。

主诉：食欲不佳，大便干结，容易感冒 3 年余。

现病史：平素食欲欠佳，饭量小，近 10 天喜磨牙、咬手指；大便干结如栗状 3 年余，偶因饮食不节腹泻，国庆节后由于饮食不洁及食多出现呕吐、腹痛、腹泻，近 1 周腹痛反复发作，较频繁。平素易感冒，常表现为发热、流鼻涕、咽痛、扁桃体增大，曾有一次因感冒而得扁桃体炎。近半个月眼屎多。上半夜汗多，下半夜汗减。

既往史：有新生儿黄疸史；有患中耳炎史；1 年前因眼睑下垂于某医院行眼睑下垂手术（由于不太配合只做了左眼睑手术）。

生活史：脾气急躁，爱发脾气，精力充沛，喜动，爱叫。

望诊：左眼睑耷拉，形体瘦，面色有点黄。

舌象：舌质淡红，苔薄白。

脉象：略滑，按之细，两寸沉，右指纹滞推不动，左指纹回流很慢。

查体：咽壁淡红，左扁桃体Ⅰ度肿大。

诊断：本虚标实，脾虚肝乘，兼有积热、痰热、食积。

治法：升降气机，肝脾同调，兼清热、化痰、消积。

方药：四逆散合枳术丸加减。

柴　胡 4 g	白　芍 8 g	枳　壳 5 g	甘　草 2 g
白　术 5 g	山　楂 8 g	炒谷芽 8 g	炒麦芽 8 g
神　曲 5 g	竹　茹 6 g		

7 剂，每日 1 剂，水煎 40 分钟，分 2 次服。

回访：服用上方后，食欲稍好，大便较以前软，近未见腹痛，仍磨牙、眼屎多、呕吐。

附　录

表一　姚荷生"脉学综述"二十八脉体象大概表

项目\脉别	脉位 高	脉位 低	脉息 快	脉息 慢	脉息 间歇	脉状 大	脉状 小	脉状 长	脉状 短	脉状 曲	脉状 直	脉状 中空	脉势 有力	脉势 无力	脉势 软（松池）	脉势 紧（紧张）	脉势 流利	脉势 不流利	体象简说
"浮"	+																		轻按即得
"沉"		+																	重按乃得
伏		+++																	沉极隐伏
"迟"				+															一息三至
"数"			+																一息六至
疾			++																一息七至八至
"代"					+														止有定数
促			+		+														数，时一止（无定数）
结				+	+														缓，时一止（无定数）
"洪"	+					+													状如洪水，来盛去衰
"细"		+					+												状如丝线
"长"								+											上下超过本位
"短"									+										上下不及本位
曲?										+			+						（状如蚓曲）

（续表）

项目\脉别	脉位		脉息			脉状							脉势						体象简说
	高	低	快	慢	间歇	大	小	长	短	曲	直	中空	有力	无力	软（松弛）	紧（紧张）	流利	不流利	
"弦"								+			+								状如弓弦
"芤"	+											+							旁有中空，状如慈葱
实													+						三候均有力
"虚"														+					浮而无力
弱		+												+	+				沉细无力
微	+－													+	++				浮软无力
散	+														+++				浮泛无力
"缓"															+				和缓停匀，一息四至
濡	+														++				软弱无力
"紧"							+									+			形如转索，左右弹指
革	+					+							+			+++		+	浮大弦硬，按如鼓皮
牢		+					+?						+			+++		+	沉小?，弦硬
"滑"			+														+		如盘走珠，往来流利
动	+		++				+										+		滑数鼓指，其动如豆
"涩"		+		+					+									+++	迟细而短，往来艰涩

说明：①有引号者为主要代表脉，其他为次要脉。②"+"为表示某脉有此现象，其程度较重以"++"，更重以"+++"表示。③"?"表示为二十八脉所没有的名称。

笔　记

表二　姚荷生"脉学综述"二十八脉主病大概表

病因脉别	风	寒	热	湿	燥	火	痰	食	水	瘀	气虚	血虚	喜	怒	忧	思	悲	恐	惊
"浮"	++（表）	+（表）	+（表）	+（表）	+（表）	+（表）	+（表）	+（表）	+（表）		+								
"沉"		+（里）	+（里）	+（里）	+（里）	+（里）	+（里）	+（里）	+（里）	+	+	+						++	
伏	（无论何因有时发厥都可能出现）																		
"迟"		++		++							+	+							
"数"			++			++	+	+	+	+	+	+							
疾			++			+++													
"代"											+++	+++							
促			+							+		+							
结		+								+									
"洪"			++																
"细"																			
"长"	（主要为正气盛，所以在平人有寿征的主张）																		
"短"	（主要为正气差，所以在平人有夭征的主张）																		
曲？																			
"弦"	++（里）					+	+（饮）		++					++					
"扰"												++（血脱）							

（续表）

病因脉别	风	寒	热	湿	燥	火	痰	食	水	瘀	气虚	血虚	喜	怒	忧	思	悲	恐	惊
"虚"												++	++						
弱		++（里）									++								
微											++								
散					++						++								++
"缓"	++			++							+	+							
濡				++															
"紧"		++（表）					++（饮）												
革							（阴性的正虚邪实至极板）												
牢							（阴性的正虚邪实至极板）												
"滑"			+				++			（临产）									
动			+++							（临产）									
"涩"					+					++					++	+++	++		